体外受精は
究極の不妊症治療
ではない

假野隆司　厚生労働省　近畿厚生局
統括指導医療官　医学博士

栄光出版社

体外受精は究極の不妊症治療ではない　目次

体外受精は究極の不妊症治療ではない

◆問題提起：体外受精は究極の不妊症治療か？

私は１９８５年に大阪市内で不妊症専門婦人科クリニックを開設しました。当時、大阪ではオフィスギネ（ビル開業婦人科医）の不妊専門施設は３施設で、東京に２施設ありましたが、その他の道府県にはありませんでした。

しかし、その２年前の１９８３年に、東北大学で我が国初めての体外受精妊娠・出産が報じられると、主として周産期関係の産婦人科医が、周産期医療の過酷さと訴訟リスクに嫌気がさして次々と不妊専門オフィスギネとして開業するようになりました。このため、私が閉院した２０１１年には大阪府下には約50施設の不妊専門オフィスギネが存在する状況になりました。また、不妊専門オフィスギネが存在しない道府県はなくなりました。阪神タイガースが日本一になった１９８５年と比較して、大阪府では実に16倍以上になったわけです。

しかも、大阪は複数の常勤医師を擁する大規模施設が少なくないため、診療能力は30倍以上になっているでしょう。さらに大規模施設の勤務医は子オフィスギネ、孫オフィスギネとなって今後更に増加していくと思われます。しかし、１９８５年と比較して不妊症患者は増加していません。このため、不妊症専門オフィスギネは過当競争に陥り経営状態は悪化しつつあります。現状で経常利益を出しているクリニックは一握りと言われています。

以前から存在する体外受精を行わない不妊専門オフィスギネは、不妊専門医とは世間的に通用しなくなったので、体外受精に対応できる技術の取得と多額の設備投資が必要になりました。不妊専門施設は実質的に保険診療で禁止されている混合診療を行っています。その中の自費診療は自由診療ですから医療費は診療所が自由に決める事が出来ます。このため、当初は通常の（普通の：コンベンショナル）体外受精―胚移植（conventional IVF-ET）は、1回30〜60万円と高く設定されていました。このコンベンショナルという言葉が曲者でした。新しい技術ほど高く売れます。携帯電話と同じです。

当時は「うちは培養液が上等だから技術料が高い」と〝ラーメン屋のスープ理論〟がまかり通る良き時代でした。ところが、不妊専門オフィスギネが乱立して過当競争に陥ると今度は値下げ競争になりました。回数を重ねると1回当たりの診療料が値下げになるのは当たり前になり、また、注射の排卵誘発剤を使用しない自然周期（経口排卵誘発剤を使用するので〝自然周期〟は医学的におかしいのですが）では10万円台も現れ、価格を地下鉄で宣伝するまでの時代になりました。最近では妊娠が成立した場合に支払う成功報酬方式まで出現しています。

　このような成り行きの中で不妊専門医（生殖医療専門医）は、自費診療の人工授精（ＡＩＨ）と体外受精―胚移植（ＩＶＦ－ＥＴ）を生殖補助技術（ＡＲＴ）に総括して、従来の保険適応の不妊治療より医学的に格上に祭り上げて、不妊症専門オフィスギネの収益を上げる事を企図しました。また、不妊専門医療機関が多いため、商品価値を上げる事でＡＲＴの市場の拡大に迫られました。市場原理を優先すると医学が歪みます。

　このような状況の中で不妊専門オフィスギネは、保険の適応にならないＡＲＴを系統的な不妊治療の診療過程に押し込んだ「タイミング・ステップアップ療法」なる治療法を考案しました。同療法にはステップアップする毎に、高度な治療になっていくというイメージを与える意図が隠されています。同療法はまずクロミフェン（クロミッドTM（商品名）：塩野義〈先発メーカー〉）周期から始めて、数か月以内に妊娠が成立しない場合はＡＩＨにステップアップし、それでも数か月以内に妊娠が成立しない場合はＩＶＦ－ＥＴにステップアップするという治療法です。ＩＶＦ－ＥＴを最高峰にセットしたところがミソです。

しかしながら、この治療の流れは適応的に大変おかしく系統的治療とは言えません。後で解説するようにIVF－ETの適応は自然妊娠が不可能な卵管不妊症と重症男性不妊症です。ところが、最初に行うクロミフェン療法は両不妊症の適応ではありません。また、重症男性不妊症はAIHでも妊娠成立は期待薄です。卵管不妊症は最初から卵管手術、IVF－ET、男性不妊症は最初から男性治療を併用したAIH、IVF－ET、ICSIを行うのが合理的です。それに、卵巣機能不全症を診断しないで排卵周期の人にいきなりクロミフェンを処方すれば、3か月以内は卵巣機能の観点から確率論的には妊娠率が高くなりますが話の筋が違います。卵巣機能は心理因子、社会因子、環境因子の変化で正常者でも毎月異なります。それに、抗エストロゲン作用があるクロミフェンには頸管粘液減少作用と子宮内膜菲薄化作用の抗妊孕作用があります。3か月以上続けると頸管粘液が減少してヒューナーテスト（Huhner, 1914）[1]で評価する精子の子宮頸管部の通過性が悪化して妊娠率が急激に低下します。子宮内膜が菲薄化すると着床率が低下します。つまり、クロミフェン療法は時間の経過とともに妊娠率が低下して最終的に医原性の子宮不妊症を発症します。

「タイミング・ステップアップ療法」は、ヒューナーテスト悪化の治療としてクロミフェンを投与しながらＡＩＨにステップアップします。しかし、ＡＩＨはヒューナーテスト不良の治療にはなっても子宮内膜菲薄化の治療にはなりません。医原性不妊症に治療濃度を上げる事と子宮内膜菲薄化治療にならない矛盾に、誰も気が付いていないのは不思議です。

ＡＩＨは精子を濃縮しても妊娠率が悪いのでほとんどの症例は自動的に次の段階のＩＶＦ－ＥＴにステップアップ〝しなければならない〟成り行きになります。さらに次には「スーパー・ステップアップ療法」を用意しました。コンベンショナルＩＶＦ－ＥＴで胚のグレードが悪いと顕微授精（細胞質内精子注入法：ＩＣＳＩ）、胚凍結にステップアップします。こうなると適応的にめちゃくちゃです。

受精しなかった場合のＩＣＳＩは合理的ですが、胚のグレード不良を適応にしたＩＣＳＩは医学的に著しく不合理です。卵子は手をかけるほどストレスがかかり胚のグレードは悪化します。また、余剰胚でもなく卵巣過剰刺激症候群を発症していない場合に、わざわざ凍結する事はばかげています。凍結処理で胚は劣化します。生マグロと冷凍マグロの刺身の違いを思い浮かべて下さい。この、「タイミング・ステップアップ療法」は自費診療で収益率を上げるのが目的と思われても仕方ありません。携帯電話と同じ発想で不必要（適応がない）な機能（技術）を上乗せして高額化した商品（治療）に良い結果が出るはずがありません。私は以上の系統的生殖医療を経済重視の観点から「タイミング・ステップアップ療法」を「タイミング・コストアップ療法」に名称変更すべきと考えています。以下、体外受精（書面状況でART、コンベンショナルIVF－ET、IVF－ET、ICSIと表現を適宜変えます。ARTにはAIHが含まれるのでその点に留意しました）の問題点を原著論文を根拠に解説していきますが、私は特に体外受精のリスクに関する生殖専門医（産婦人科医）の症例統計論文には疑問を持っていました。近年、バルサルタン（ディオバン™：ノバルティス：高血圧症治療薬）やSTAP細胞の論文の改ざん問題が社会的に問題になって学術論文の信頼性が低下していますが、誠に残念で悲しい事実ですが生殖医療分野では改ざんとまでは言えなくても、都合のいい臨床データだけ採用して不都合なデータを除外する事は日常茶飯事です。

私は生殖医療業界に26年間身を置きましたので、業界の内部事情に詳しいのですが、例えば当事者の患者や勤務医といった信頼できる多くの情報提供を得ていました。しかし、それら情報の不都合な事案や事象は学会・論文報告で発表される事は絶対にありませんでした。生殖医学界は他の医学分野と比較すると例外的に大学より開業医の業績と実績が上回る業界です。

民間医療機関が公的大規模医療機関より優位な現実は喜ばしい事ですが、医療法で定められたクリニックの開設者（理事長、出資者）と管理医師（院長）は大学の教授（学長は開設者、付属病院長は管理医師ですが）と違って、医師であるとともに営業部長・経理部長兼任の経営者です。クリニックの営業収益を上げる事は出資者、従業員に対する仕事であり義務でもあります。このため、民間医療機関の学会、論文発表は宣伝色が強くならざるを得ません。営業部長の仕事です。したがって、母体死亡率や出生児の奇形・染色体異常率などのマイナスな発表は極力控えます。

彼らにとってＡＲＴは安全で妊娠率が高い究極の不妊症治療でなくてはならないのです。その有効性や安全性にいささかでも疑問を与える事実は隠蔽しなければなりません。「臭いものには蓋」です。低い妊娠率や高い出生児異常率を正直に報告しては、自分で自分の首を絞めることになります。妊娠率の高さや安全性の高さといったきれいごとを羅列しなければ宣伝にはなりません。

ライバルが多い状況の中で最大の広告手段はマスメディアに露出して知名度を上げる事です。最近ではＩＣＳＩで妊娠した程度ではマスメディアは見向きもせずに鼻もひっかけてくれません。マスメディアに取り上げてもらうにはＴＥＳＥ（睾丸内精子・精子細胞によるＩＣＳＩ）、非配偶者精子・卵子（性同一障害カップルを含む）義父の精子によるＩＶＦ－ＥＴ、代理人胚移植（借り腹）、非婚者の卵子凍結等の一般大衆の興味を引く技術的に難しい、時に倫理的に問題がある治療を行う必要があります。以上の治療には学会が禁止している技術も含まれています。

倫理的に問題になっても学会が禁止していてもマスメディアに取り上げてもらえさえすれば千客万来で商売繁盛になります。生殖医療が適応、安全性、倫理性と言った医学の原則から脱線して商業化してしまった最大の原因は医療機関の宣伝になる事を十分に承知していながら、センセーショナルに報道し売らんがために、あるいは視聴率を稼ぐために自らも商業化してしまったマスメディアにあります。報道されれば金銭に換算すると巨額の宣伝効果があります。宣伝効果を計算してマスメディアに露出したがる医師たちは収益を優先する経営能力が高い人ですが、動機的に考えてそれらの医師達の適応やリスクに関する意見の医学的正当性には疑問があります。

このような状況の中で、本書は医学的な適応やリスクに関しては可能な限り原著論文を根拠にしました。このため、「体外受精は安全な究極の不妊症治療である」とのＩＶＦ－ＥＴ至上論に染まってしまっているかもしれない皆さんの〝常識〟とは異なる箇所が多数登場します。

エドワーズとステプトーが初めて体外受精妊娠に成功してから今年で36年経過しました。

本書はその歴史を振り返りながら体外受精の光と影を考えました。

◆問題提起：体外受精は究極の不妊症治療か？

第一章　体外受精の歴史

１９７８年にイギリスの生理学者Ｒ・エドワーズと産婦人科外科の開業医Ｐ・ステプトーは卵管性不妊症に対してＩＶＦ－ＥＴを行い、妊娠に成功（自然妊娠を否定する証拠としてわざわざ卵管を結紮しています）、Ｒ・ブラウン（女児：２６０８ｇ）の帝王切開分娩に成功しました。成長したブラウンは結婚して自然妊娠で児を獲得しています。エドワーズはこの功績で２０１０年にノーベル生理学・医学賞を受賞しました（ステプトーは１９８８年に亡くなっています）。

エドワーズはバンカー大学で動物学を学び、１９６０年ごろからヒトの受精研究を始め、ケンブリッジ大学に移ってからヒト卵細胞の受精に成功し、ステプトーとの共同研究を始めました。エドワーズは主として培養液の改良に努力し、ステプトーは卵管性不妊患者の卵母細胞の腹腔鏡採卵に努力を注ぎました。

日本では１９８３年に東北大学の鈴木雅州教授らのチームが妊娠・出産（女児：２５４

4g、帝王切開）に初めて成功しました。この女児は2歳で肺炎で死亡しています。現在、我が国では出生児56人に1人が体外受精妊娠児といわれています。日本は不妊専門クリニックが多く、体外受精施行数も世界一です。以上の公式発表ではIVF－ETは生殖医療に偉大な貢献を果たし、不妊症カップルに福音をもたらしたことになっています。

しかし、IVF－ETの歴史には光と影があります。以上のような綺麗事ばかりではなく暗い裏面史があります。エドワーズとステプトーの世界での最初の成功例や鈴木らの日本での初めての成功例もそこに至るまでと、その後について業界内ではマスメディアが発表しない信憑性がある各種の噂がありました。世界で最初の試験管ベイビーのブラウン氏ですが、自然妊娠で出産したので体外受精の「体外受精児は子孫を残せない」との最大の問題点をクリアーしたとセンセーショナルに伝えられましたが、異常な肥満と伝えられています。極度の肥満には遺伝子異常が原因になる場合があります。極度の肥満はメタボリックシンドロームとして2型糖尿病、脂質異常症、高血圧の原因になって生命予後にマイナスに作用します。もし、そうだとすると「体外受精児は妊孕能力がない」とまで危惧された卵子や胚の操作、培養環境の非自然性、光の曝露が胎児異常の原因になる可能性を否定できません。

日本で最初の成功例は30何人目の症例とされています。10何人目に出産例が存在したらしいのですが、大奇形があったために公表されなかったと噂されました。公表された30何人目の症例も前述のように2歳で肺炎で死亡しています。この経緯も詳しくは報告されていません。日本で最初の「試験管ベイビー」ですから、大学で手厚い治療を受けたと推測されますが、死亡したとなると何か先天性の大きな問題があった可能性があります。肺炎も免疫系の遺伝子異常が原因になる事があります。また、私の26年間の診療で出生したダウン症候群は40歳の自然妊娠例1例だけでしたが、当時、開院からの診療歴が私のクリニックの半分程度のクリニックで5例のダウンが確認されて、全てＩＶＦ－ＥＴ妊娠だったことを聞き及んでいます。先日、オーストラリア人夫婦の依頼でタイで行った代理出産で双子のうち一人がダウン症候群のため受け取りを拒否された事が報道されました。以上はあくまで学会や論文などで公式発表されていませんが、ＩＶＦ－ＥＴに関しては都合の悪い事実は「臭いものには蓋」で公表しないのが慣例になっています。

　論文に「妊娠経過が不明なものは症例に加えなかった」と書かれていることが多いのは、隠蔽行為の正当化ではないかと思うのは考えすぎでしょうか？　いつもは医療に対しては異常に厳しいマスメディアも、少子化という社会状況を意識してか知っているはずのＩＶ

Ｆ－ＥＴのネガティブな事実を報道しようとしません。それどころか学会ルールに違反して学会から除名された不妊専門医を英雄視するかのような報道さえしています。このため、私は第四章で述べる「体外受精の問題点」関係のネガティブな報告はＩＶＦ－ＥＴの商品価値を下げるのを嫌って意図的に過小評価していると考えていますので、日本の産婦人科医（特に民間医療機関）の症例統計論文はあまり信用していません。このため極力参考文献とする事を避けました。出生児のリスクの真実は将来、インプリンティング異常のように新生児・小児科医や精神科医によって明らかになると信じています。

第二章　体外受精の適応

世界保健機構（ＷＨＯ）は不妊症を「避妊していないのに12か月以上にわたって妊娠が成立しない状態」と定義しています。[2] また、一度も妊娠が成立しない病況を原発性不妊症、1回以上の妊娠、分娩後に妊娠が成立しない病況を続発性不妊症として区別しています。我が国では妊娠を希望して通常性交が可能なカップルは6か月以内に65％、1年で80％、2年で90％、3年で93％に妊娠が成立するとされています。

以上の事実から不妊症は10％と算出されます。原因が男性にある場合は40％、女性にある場合は40％、両者に原因がある場合は15％、原因不明が5％です。ＩＶＦ－ＥＴの適応の多数を占める原因不明不妊症が5％と低率なことに注目して下さい。ＩＶＦ－ＥＴは卵子と精子の〝強制出会い〟治療です。自然な場合は卵子は排卵すると卵管に取り込まれて卵管の運動によって子宮方向に移動します。精子は膣内に射精されると自力で子宮を通り抜け卵管に進入します。両者は卵管膨大部で出会って合体（受精）します。ところが卵管が閉塞していると両者は物理的に出会うことができません。また、精子が少ない（乏精子症）か運動性が悪い（運動率低下症、精子無力症）と卵管膨大までたどり着けないので出会うことができません。仮にやっとの事で到達できたとしても、力を使い果たしてしまっているので卵子と合体できません。

受精にはもの凄いパワーが必要です。激烈な競争（通常は½億）に競り勝った選び抜かれた精子でなければならないのです。したがってＩＶＦ－ＥＴの適応は女性不妊症の卵管不妊症、男性不妊症、両性に関係する原因不明不妊症です。このため、女性の最大の適応は両側卵管の器質的、機能異常に起因する卵管不妊症です。片側卵管閉鎖はＩＶＦ－ＥＴの適応ではありません。卵管は卵巣と子宮の橋渡し臓器です。卵管に取り込まれた卵子（受精卵：胚）と子宮腔を通過した精子は卵管を通り抜けていきます。卵管の最も狭い部位の内径は１㎜程度です。このため、感染症や炎症で両側性に閉塞・狭小化すると卵子、精子の通過性が障害されます。

炎症の原因として、近年クラミジアが注目されています。また、卵管卵巣側のラッパ管と称される卵管采部は卵巣から排卵された卵子の粘膜接触刺激に反応してそれを取り込みます。この際、両側の卵管采部が周囲の臓器に癒着しているか形態や機能に異常があると卵子を取り込めません。取り込み障害をピックアップ障害と称します。

以上を総括した卵管障害に起因する卵管不妊症は女性不妊症の原因の35％と言われています。ただし、診断できないピックアップ障害は原因不明不妊症に分類する事があります。原因不明不妊症には両側卵管膨大部での受精障害と子宮内膜での着床障害を含みます。以上の診断が難しい原因不明不妊症をＩＶＦ－ＥＴの適応にしたことが本書が問題にするＩＶＦ－ＥＴの乱用の原因になりました。ＩＶＦ－ＥＴの第一義的適応は手術療法などの他の卵管治療が無効な卵管不妊症と治療抵抗性の男性不妊症であることを頭に叩き込んでおいてください。

第三章　体外受精の実際

体外受精—胚移植（ＩＶＦ－ＥＴ）は調節卵巣刺激、採卵、胚培養、胚移植の各過程を総合した生殖補助技術（ＡＲＴ）です。

1．調節卵巣刺激（controlled ovarian stimulation; COS）

《概説》

調節卵巣刺激は排卵周期の不妊女性のＡＲＴ治療において発育卵胞数を適正数に調節しながら多くの卵子を採卵する目的で行われる排卵誘発剤で複数の卵胞を発育させる卵巣刺激法です。このため、排卵障害の不妊女性の不妊治療としての単一卵胞の発育、排卵を図る「排卵誘発法」とは目的と方法が異なります。採卵効率を向上させるためのＣＯＳが考案されてから妊娠率が向上しました。コンベンショナルＩＶＦ－ＥＴが臨床応用された当初は自然周期で行われましたが、次第に経口製剤のクエン酸クロミフェン、注射のゴナドトロピン製剤（Ｇｎ）などの排卵障害に行う排卵誘発法を応用するようになりました。

さらに、採卵予定前のＬＨサージによる自然排卵を止めるために内因性ＬＨサージ抑制を目的にＧｎＲＨ agonist（作動薬）を併用したＧｎ療法が主流になっています。最近ではＧｎＲＨ antagonist（遮断薬）を併用するＧｎ療法も行われるようになりました。一方でＧｎ療法のＦＳＨ製剤は尿由来製剤から遺伝子組み換え技術を応用したレコビナント製剤に移行しつつあります。

（1）GnRHとGnRH analog 製剤

下垂体のＧｎ（ゴナドトロピン：性腺刺激ホルモン：ＦＳＨ〈卵胞刺激ホルモン〉、ＬＨ〈黄体化ホルモン〉）分泌促進物質のＧｎＲＨ（性腺刺激ホルモン遊離ホルモン）とその受容体遺伝子の構造が明らかになってからＧｎＲＨ analog（類似物質）の開発と臨床応用が飛躍的に進展しました。ＧｎＲＨは視床下部から分泌されて下垂体前葉のＧｎ（ＦＳＨ、ＬＨ）分泌を調節して卵巣機能をコントロールします（図１）。

ＧｎＲＨは１９７１年にシャリーら（Shally et al, 1971）[3]によって単離、精製されま

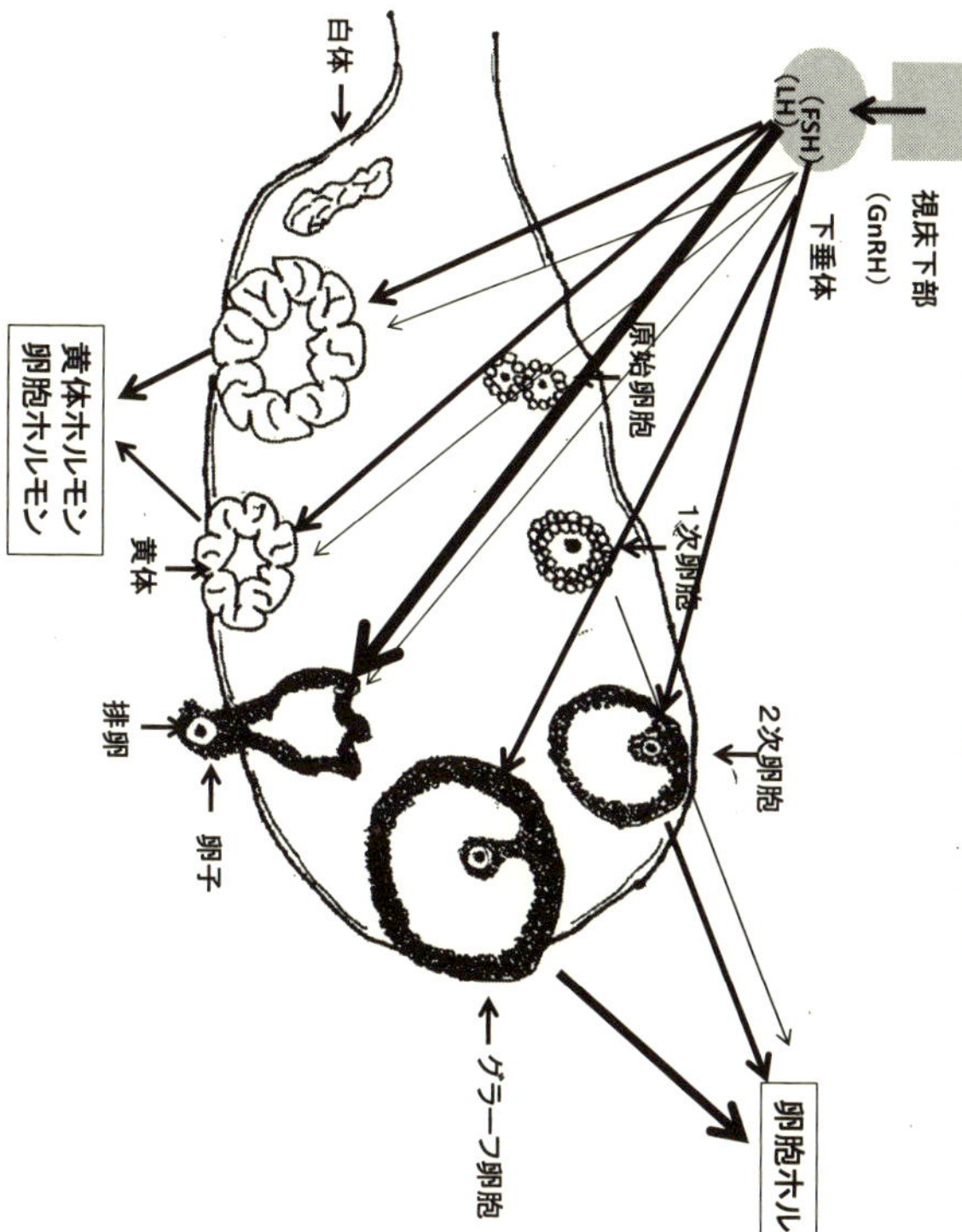

図1　視床下部—下垂体—卵巣系

した。10個のアミノ酸から構成され1位〜3位のアミノ酸はＧｎ放出に関係し、6位〜10位のアミノ酸はＧｎＲＨ受容体との結合に関与します。また、生理作用が強力で血中半減期は2〜4分と短く不安定です。5位〜6位と9位〜10位の間は分解酵素で速やかに分解されます。ＧｎＲＨを構成するアミノ酸配列の一部を置換したＧｎＲＨ analogは作動薬（agonist）と拮抗薬（antagonist）に大別されます。我が国では１９８４年から構成アミノ酸の複数を置換して数百倍の生物活性を有するsuperagonistの臨床応用が始まりました。１９８８年には子宮内膜症、子宮筋腫を適応に薬価収載されました。エストロゲン依存性の両症に継続的無月経による低エストロゲン環境を作り出し両症の増殖を抑制して萎縮させます。

一方でＧｎＲＨ antagonistの臨床研究は遅れました。その理由は大量でなければ効能を果たさない、ヒスタミン遊離作用、アナフィラキシーなどの副作用が認容できなかったからです。しかし、その後、Ｇｎ分泌抑制作用が強力で副作用が軽微な製剤が開発されて臨床応用されるようになりました（Karten et al, 1986）[4]。

ＧｎＲＨ analog製剤にはリュープロレリン酢酸塩（リュープリン™、武田）、ブセレリン酢酸塩（スプレキュア™、サノフィ）、ナファレリン酢酸塩（ナサニール™、ファイザー）、ゴセレリン酢酸塩（ゾラデックス™、アストラゼネカ）があります。

視床下部から分泌されたＧｎＲＨは下垂体前葉のＧｎＲＨ受容体に結合するとＦＳＨ、ＬＨが分泌されて卵巣での卵胞発育（図1、写真1、2）、排卵（図1）、黄体形成（図1）に作用してエストロゲンとプロゲステロン分泌を誘導します。ＧｎＲＨ agonist が持続的に受容体を刺激すると受容体数が減少します（down regulation：ダウンレギュレーション）。その結果、ＧｎＲＨに対するＧｎ産生細胞の反応性が消失して（脱感作）、Ｇｎ分泌を抑制します。ただし、投与初期には下垂体前葉を一過性に過剰刺激してＧｎ分泌を異常に亢進するフレア・アップ現象が発現します。

当初、刺激製剤のＧｎＲＨ agonist が最初に開発された理由はＧｎＲＨ antagonist と比較してＧｎの分泌抑制が効率的で副作用が少ないためでした。また、ＧｎＲＨのアミノ酸の一部を他のアミノ酸で置換してＧｎＲＨ受容体への親和性を高め、酵素の分解作用を受けにくいＧｎＲＨ agonist が開発されました。薬価収載されている製剤は先の酵素による分解作用を受けやすい6位、9位、10位のアミノ酸を置換しています（Coy et al, 1976）[5]。なお、C末端の $GlyNH_2$ を置換すると受容体への親和性が増強します（Fujino et al, 1973）[6]。

写真1　卵胞

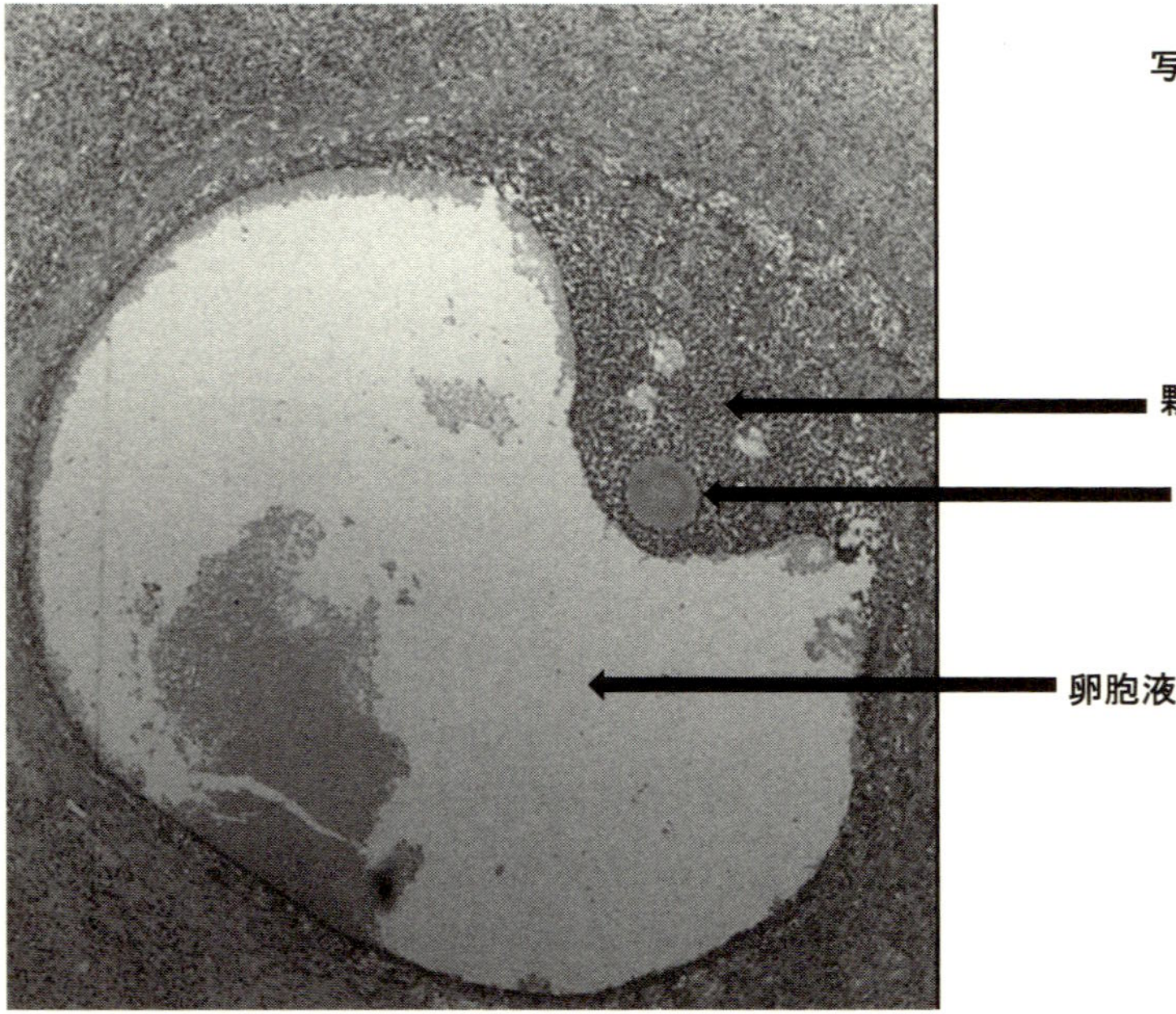

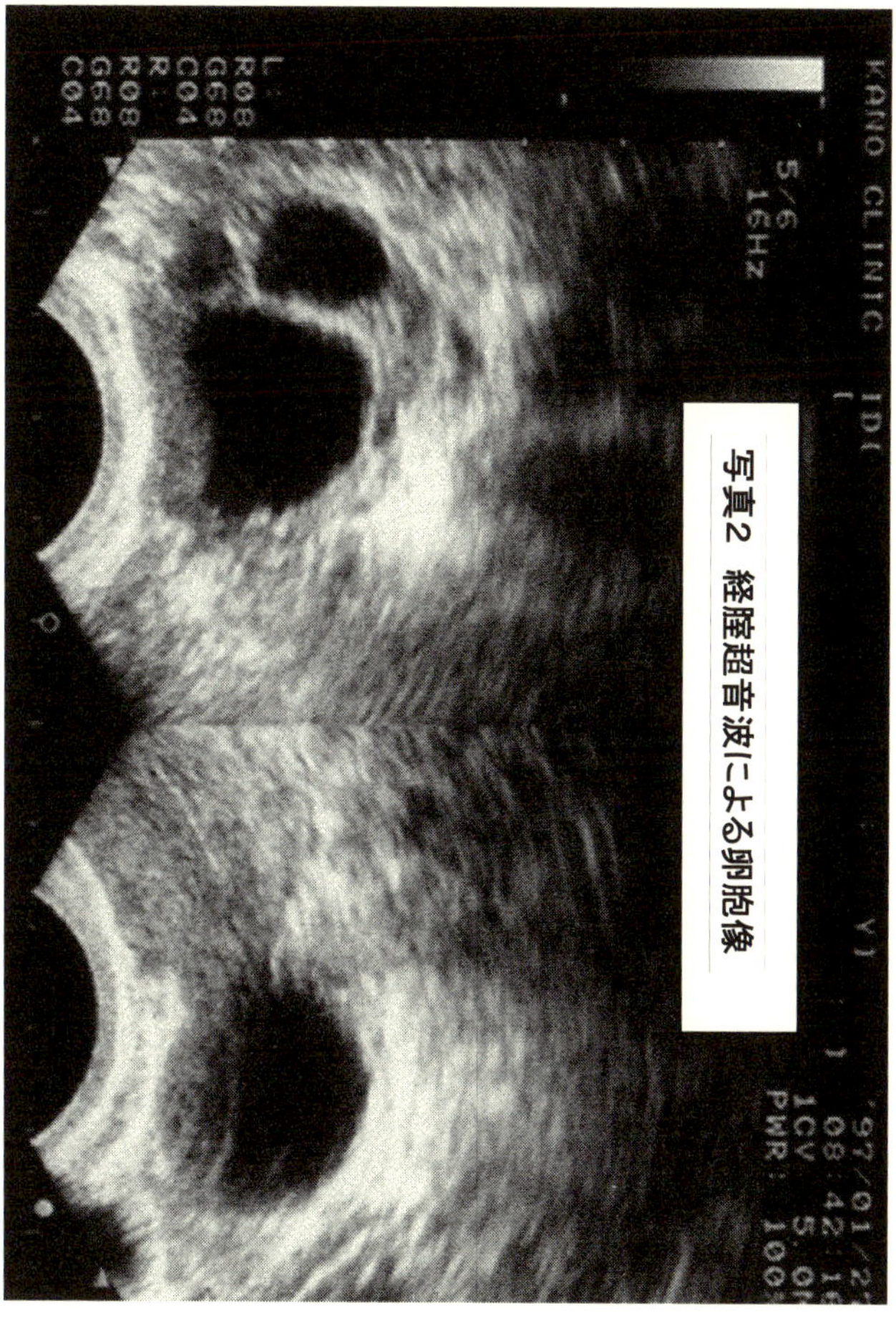

写真2　経腟超音波による卵胞像

フレア・アップ現象は治療上好ましくない作用の原因になります。例えば性器出血を伴う子宮筋腫に施療するとフレア・アップ現象によるエストロゲン分泌量の急激な増加で出血量が増加してその治療に難渋します。このような問題があって、とりわけ子宮内膜症や子宮筋腫にはフレア・アップ現象がないＧｎＲＨ antagonist 製剤が期待されました。

　ＧｎＲＨ antagonist はＧｎＲＨと拮抗的に受容体と結合してＧｎＲＨの刺激を抑制します。ＧｎＲＨ antagonist は脱感作作用がないので投与後数時間で内因性のＧｎ分泌を停止させ、投与を中止すれば速やかに抑制を解除できます。欧米では１９９９年にＣＯＳにＧｎＲＨ antagonist が使用されるようになり、我が国でも２００６年にセトロレリクス酢酸塩（セトロタイド™、塩野義）とガニレリクス酢酸塩（ガニレスト™、シェーリング・プラウ）が「調節卵巣刺激下における早発排卵の防止」を効能・効果として発売が認可されました。両製剤ともに薬価収載されていませんが、ＩＶＦ‐ＥＴは自費診療ですから問題はありません。両製剤は水への溶解性が不良です。

《製剤》

　ＣＯＳに使用されるＧｎＲＨは点鼻製剤です。点鼻製剤はスプレキュア™とナサニール™です。最初に販売されたスプレキュアを説明します。適応と禁忌は薬事法[7]に従いました。

ＧｎＲＨ antagonist はセトロタイド™を解説します。

◆スプレキュア点鼻液０・15％™

〈適応〉子宮内膜症、子宮筋腫の縮小・子宮筋腫に基づく次の症状の改善／過多月経、下腹部痛、腰痛、貧血、中枢性思春期早発症[7]

〈副作用〉◇軽症：下腹部痛、性器出血、更年期様自律神経失調症状（ほてり、発汗、冷え、肩こり、頭痛、イライラ、不眠、抑うつ気分、膣の乾燥）、◇重症：ショック・アナフィラキシー症状、抑うつ、脱毛、卵巣嚢胞破裂、狭心症・心筋梗塞・脳梗塞、重症血液異常、重症肝機能障害、糖尿病

〈禁忌〉①診断のつかない異常性器出血、②妊婦・妊娠している可能性の婦人、③授乳期、④本剤、他のＧｎＲＨ誘導体に過敏症の既往歴[7]

◆セトロタイド注０・25、３㎎™

〈適応〉調節卵巣刺激下の早発排卵の防止

〈副作用〉◇軽症：易疲労感、ふらつき、考えがまとまらない、更年期様の自律神経失調症症状、蕁麻疹、◇重症：アナフィラキシー症状

〈禁忌〉①本剤に過敏症の既往歴、②ＧｎＲＨ製剤で過敏症の既往歴、③妊婦・妊娠して

いる可能性の婦人、④卵巣、乳房、子宮、下垂体、視床下部に腫瘍がある人、⑤診断が確定していない不正出血がある人

（２）尿由来ＦＳＨとレコビナントＦＳＨ

ヒト由来Ｇｎ製剤の臨床応用の歴史は１９５８年にジェムゼルらが下垂体から抽出・精製したｈＰＧ（ヒト下垂体性ゴナドトロピン）の、また、１９６０年にフェルドらが閉経期婦人尿に大量に含まれるｈＭＧ（ヒト閉経期ゴナドトロピン）の排卵誘発効果を発表したことから始まりました。ｈＭＧはＦＳＨ、ＬＨを含有し、通常の活性比率は１：１です。最近の製剤は精製法が改良されてＦＳＨ比率が高まってきましたが、それでもＬＨ活性は存在します。

尿由来製剤は感染リスクがあり、均質で高純度なＦＳＨの開発が期待され、遺伝子組み換えによってＬＨ作用がないレコビナント（recombinant：遺伝子組み換え）ＦＳＨ（ｒｅｃＦＳＨ）とＦＳＨ作用がないレコビナントＬＨ（ｒｅｃＬＨ）が開発されました。ｒｅｃＦＳＨ製剤はヒトＦＳＨをコードする遺伝子を中国ハムスターの卵巣（chinese hamster ovary）細胞に形質導入してＦＳＨを産生させて、その培養液から分離・精製

した高純度で特異的なＦＳＨ製剤です。ｒｅｃＦＳＨ製剤は尿由来の製剤と比較して安定性（ロット差、供給面）と安全性（不純物を含まない）で優れています。ｒｅｃＦＳＨによるＡＲＴ妊娠の最初の報告は（Devroey et al, 1992）[8]で、その後ｒｅｃＦＳＨの使用量は著しく増加しました。

ｒｅｃＦＳＨと尿由来ＦＳＨ製剤の臨床効果の差異を研究したメタアナリシス（Daya and Gunly, 2005）[9]によると、妊娠率、生産率、自然流産率、多胎妊娠率、ＯＨＳＳ発症率のいずれも有意差は認められませんでした。また、ＡＲＴでの採卵数、受精率、分割率、良好胚獲得率、妊娠率のいずれにも有意差は認められませんでした（高見澤、ほか、2007）[10]。

しかし、クロミフェン抵抗性の第Ｉ度無月経にはｒｅｃＦＳＨは尿由来のＦＳＨより、総投与量の減少と投与日数の短縮が報告されています（Coelingh et al, 1998）[11]。また、ＡＲＴではｒｅｃＦＳＨの方が卵子の数と質が良好との報告があるので、今後ＡＲＴの質的向上に貢献すると期待されています。我が国では２００８年にｒｅｃＦＳＨの自己注射が認められコンプライアンスが向上しました。

ｒｅｃＬＨは１９９９年にＩＶＦ－ＥＴに初めて応用されました（Sills et al, 1999）[12]。また、ｒｅｃＬＨは下垂体産生のＬＨと作用が全く同じで、卵胞成熟最終因子として作用して代謝時間が短いのでＯＨＳＳリスクが低下すると考えられています。[13] 欧米ではすでに臨床応用されていますが、我が国では未販売です。代用製剤のｈＣＧ製剤より大幅に価格が高いためです。

〈製剤〉

我が国で最初に販売されたｒｅｃＦＳＨはフォリスチム™（ＭＳＤ）です。

◆フォリスチム注50、75、注３００、６００、９００ＩＵカートリッジ™

〈適応〉視床下部―下垂体機能障害に伴う無排卵・希排卵における排卵誘発。［以下は注50を除く］複数卵胞発育のための調節卵巣刺激。[7]

〈副作用〉◇軽症：腹部膨満、悪心・嘔吐、下肢浮腫、注射部位の腫脹・掻痒感、◇重症：卵巣過剰刺激症候群(腹水、胸水、呼吸困難)、血栓塞栓症

〈禁忌〉①エストロゲン依存性悪性腫瘍（乳癌、子宮体癌）・その疑い、卵巣、乳房、子宮、下垂体又は視床下部に腫瘍のある者、②妊婦・妊娠している可能性の婦人、授乳婦、③診断の確定していない不正出血のある者、④本剤に過敏症の既往歴、⑤多嚢胞性卵巣症候群に起因しない卵巣嚢胞または卵巣腫大[7]

（3）ＧｎＲＨ agonist 併用Ｇｎ療法

　調節卵巣刺激はＧｎＲＨ agonist を併用したＧｎ療法が主流でした。ＧｎＲＨ agonist の使用には2種類の方法があります。ロング・プロトコール法とショート・プロトコール法です。ロング・プロトコール法は採卵周期の前周期の黄体中期からＧｎＲＨ analog の点鼻を開始します。この投与法の長所は患者の都合が良い日に採卵日を設定する事が可能なほど調節性に優れていることです。一方のショート・プロトコール法は採卵周期の月経期からＧｎＲＨ analog 点鼻を開始します。本法では不都合な作用のフレア・アップ現象を卵巣刺激に利用できるので低反応性症例での効能が期待でき、高反応症例ではＧｎ量の減量が可能です。両法はＧｎＲＨ agonist の脱感作作用で最終的に下垂体機能が抑制されるので、外因性のＧｎ製剤で人工的な卵胞発育の調節が可能になります。さらに、卵胞発育や卵子成熟に有害な成熟前のＬＨサージを予防するので採卵キャンセルが少なくなります。

（4）ＧｎＲＨ antagonist 併用Ｇｎ療法

　最近では投与直後から卵胞発育や卵子成熟のマイナス要因になるフレア・アップ現象に

よる内因性のＬＨ分泌を抑制する目的でＧｎＲＨ antagonist が使用される事が多くなりました。欧米では１９９４年から臨床応用されています（Cassident et al, 1992）[14]。

セトロレリクス酢酸塩の投与法には連日法と単回法があります。連日法は月経周期６日目から０・25㎎を連日投与します。経腟超音波による最大卵胞径と血中Ｅ２値が目標数値に達した場合は採卵の36時間前にｈＣＧと同時に最終投与します。単回投与法は連日法と同様に月経周期６日目に３㎎を投与します。ただし、投与５日後の卵胞が予定通り発育していないためにｈＣＧを投与できない場合はｈＣＧが投与できる日まで０・25㎎を連日投与します。

（５）ＧｎＲＨ agonist 併用法とＧｎＲＨ antagonist 併用法の治療成績

ＧｎＲＨ agonist 併用法と antagonist 併用療法の治療成績を比較した Cochrane レビューがあります（Al-Inany et al, 2006）[15]。Cochrane レビューは治療と予防に関する医療情報を定期的に点検して人々に伝えるために世界展開しているコクラン共同計画に基づくレビューです。本レビューの基準を満たした27件のランダム化試験を分析するとＧｎＲＨ antago-nist 併用群はｈＭＧ投与日数がＧｎＲＨ agonist 群と比較して有意に短期で投与量も有意に少量でした。

また、採取卵子数は有意に少数でしたが、受精数、移植胚数、低反応キャンセルに有意差がありませんでした。一方で妊娠率は有意に低値でしたが、流産率、多胎率には差が認められませんでした。また、重症ＯＨＳＳの発症頻度は有意に低率でした。

ＬＨサージ抑制効果は両群に本質的な差はありませんが、ＧｎＲＨ antagonist 周期はＧｎＲＨ agonist ロング・プロトコール周期と比較してＧｎ投与開始当初からＧｎＲＨ antagonist を投与するまでの期間（６日間）は内因性のＧｎの効果が期待できるのでＧｎ投与量が少なく、投与日数が短期で済みます。このために採取卵子数が少なく、ＯＨＳＳ発症が低率になると考えられています。

低反応性症例（poor responder：プアーレスポンダー）に対するメタアナリシスもあります（Franco et al, 2006）[16]。これによると、ＧｎＲＨ agonist 併用群とＧｎＲＨ antagonist 併用群を比較すると、キャンセル率、成熟卵子獲得数、周期あたりの臨床的妊娠率に有意差はありませんでした。低反応性例で問題になる採取卵子数はＧｎＲＨ agonist ショート・プロトコール法はＧｎＲＨ antagonist より有意に多数で、ＧｎＲＨ antagonist 法はＧｎＲＨ agonist ロング・プロトコール法より有意に多数でした。以上の結果から低反応性症例はＧｎＲＨ agonist ショート・プロトコール法を行った方がよいでしょう。著者は月経周期２日目からＧｎ療法を、月経終了後からＧｎＲＨ agonist 療法を開始する変則ショート・プロトコール法を行いました。

ＧｎＲＨ antagonist 製剤の胎児に与える影響について１７９生産例の研究があります（柴原、2009）[17]。これによれば、多胎が45例（25・１％）、奇形は3.1％（流産例を含む）です。多胎が一般的なＡＲＴ出生の倍ですが、多胎の原因は移植胚数の影響が大きいのでセトロリクス酢酸塩の影響は限定的と考えられますが、後で述べますが、自然妊娠での小奇形は１％、大奇形は0.1％とされているので、流産での奇形の詳細が不明とはいえ、約３倍です。この主たる原因はこれも次章で述べますが、卵子・胚の操作、光曝露と考えられますが、セトロレリクス酢酸塩の影響も否定できません。

《調節卵巣刺激のリスク》

最大のリスクは卵巣過剰刺激症候群（ＯＨＳＳ）で、重症化すると血栓塞栓症、腎不全、成人呼吸窮迫症候群、多臓器不全を発症して最悪の場合は死に至ります。ＯＨＳＳはＧｎ

製剤を多用するＡＲＴだけでなく、一般の排卵誘発剤のクロミフェンでも発症します。それらの一般不妊治療を含めたＯＨＳＳの発症率は日本産科婦人科学会生殖・内分泌委員会の報告によると入院加療が必要な症例は0.8％で、危機的病況の最重症病型は10万人に0.6〜1.2人（０・００１％）としています。非常に少ないと言えます。しかし、ＡＲＴに限定すると、ある報告（平野、ほか、2003）[18]によると、入院加療が必要なＯＨＳＳは２８６周期中66周期（23・１％）と28・９倍に急増します。

ＯＨＳＳにはリスク症例が存在します。表１に示したリスク症例には慎重な卵巣刺激が必要です[19]。さらに以下の対応が必要です。まず、ハイリスクのＰＣＯＳ（多嚢胞性卵巣）にはＬＨ含有量が少ない pure ＦＳＨ製剤かＬＨ活性がないｒｅｃＦＳＨ製剤を使用します。また、卵巣刺激途中で多数の卵胞発育が認められた場合には、ＩＶＦ－ＥＴは自費診療のために採卵の断念は難しい事ですが、患者に状況を説明、説得して中止する勇気が必要です。ＧｎＲＨ agonistロング・プロトコール、ＧｎＲＨ antagonist、ＧｎＲＨ agonist ショート・プロトコールの順にリスクが高くなります。血中Ｅ2が３０００ pg／ml以上の場合は原則中止ですが、ｈＭＧ投与を中止して数日待機して一部卵巣が閉鎖してＥ2が３０００ pg／ml以下になった時点でｈＣＧを注射して採卵する〝coasting（滑降

表１　OHSS発症のリスク因子（柴原、ほか, 1999）１９）

◆卵巣刺激時に参考になる因子

１．年齢（若年：35歳以下）

２．超音波（POHSなど）

３．体型（やせ）

４．OHSS既往（あり）

◆hCG投与時に参考になる因子

５．卵巣刺激法（GnRH：特にagonistショート・プロトコール法）

６．血中E2（3000pg/ml以上）

７．卵胞数（多数）

◆黄体期以降に参考になる因子

８．黄体刺激（hCG使用）

９．妊娠反応（陽性）

の意味）〟という方法があります（Sher et al, 1995）[20]。

胚移植後の黄体機能賦活を目的にしたｈＣＧ投与もＯＨＳＳの主要な原因です。妊娠例ではＯＨＳＳが増悪・遷延するので採卵後の超音波像による卵巣形態からＯＨＳＳ発症が危惧される場合はその周期の妊娠を回避します。ＯＨＳＳは月経発来で急速に改善、軽快するので、その後は非妊娠周期のＯＨＳＳとして管理、施療します。胚は凍結保存して次周期以降に凍結融解胚移植を行います。いずれにしても、ＯＨＳＳ回避の最大の予防対策は適応がないＡＲＴを行わない事です。ＯＨＳＳの死亡例の大規模な統計はありませんが、私の現役時代に近隣府県で少なくとも2例の噂がありました。

2．採卵

《術前処置、麻酔》

最初に静脈ラインを確保します。次いで、血圧計、心電計、経皮的酸素飽和度測定がセットになったモニターを装着します。私は麻酔は膣穿刺部位のキシロカイン局所麻酔を行いましたが、鎮痛剤のペンタゾシン（ペンタジン™：第一三共、ソセゴン™：アステラス）と鎮静剤のプロポフォール（ディプリパン™：アストラゼネカ）を使用するＮＬＡ変法

（鎮痛剤と鎮静剤を併用した麻酔、本法は鎮痛剤は麻薬を使用します）を行う施設もあります。この場合はモニター装着後にペンタゾジン15㎎をワンショット静注して、採卵直前にプロポフォール50～80㎎をBolus静注（急速静注）します。状況によって笑気を併用します。プロポフォールは投与後数分程度で卵胞液に移行します（田村、2005）[20]。このため胎児リスクになります。私が同麻酔法を忌避した理由です。なお、プロポフォールの小児への投与は禁忌（小児〈集中治療における人工呼吸中の鎮静〉[7]）になっています。

《採卵の実際》（図2）

体位は載石位で、生理食塩水で外陰部と膣を念入りに洗浄します。消毒は卵子への毒性に配慮して原則として行いません。ＩＶＦ‐ＥＴは卵子へのダメージが避けられないので少しでもリスクを少なくします。次に37°Ｃに保温した採卵針、プローベ穿刺アダプター、スピッツを準備します。プローベに滅菌使い捨てコンドームを被せて穿刺アダプターを装着します。採卵針は患者の苦痛と卵巣へのダメージに配慮して細い19Ｇを使用します。最大卵胞径が３㎝以上の卵胞が複数ある場合は17Ｇを使用する事もあります。

いよいよ採卵です。膣内にプローベを挿入して骨盤内を全体的に観察して卵巣の位置、

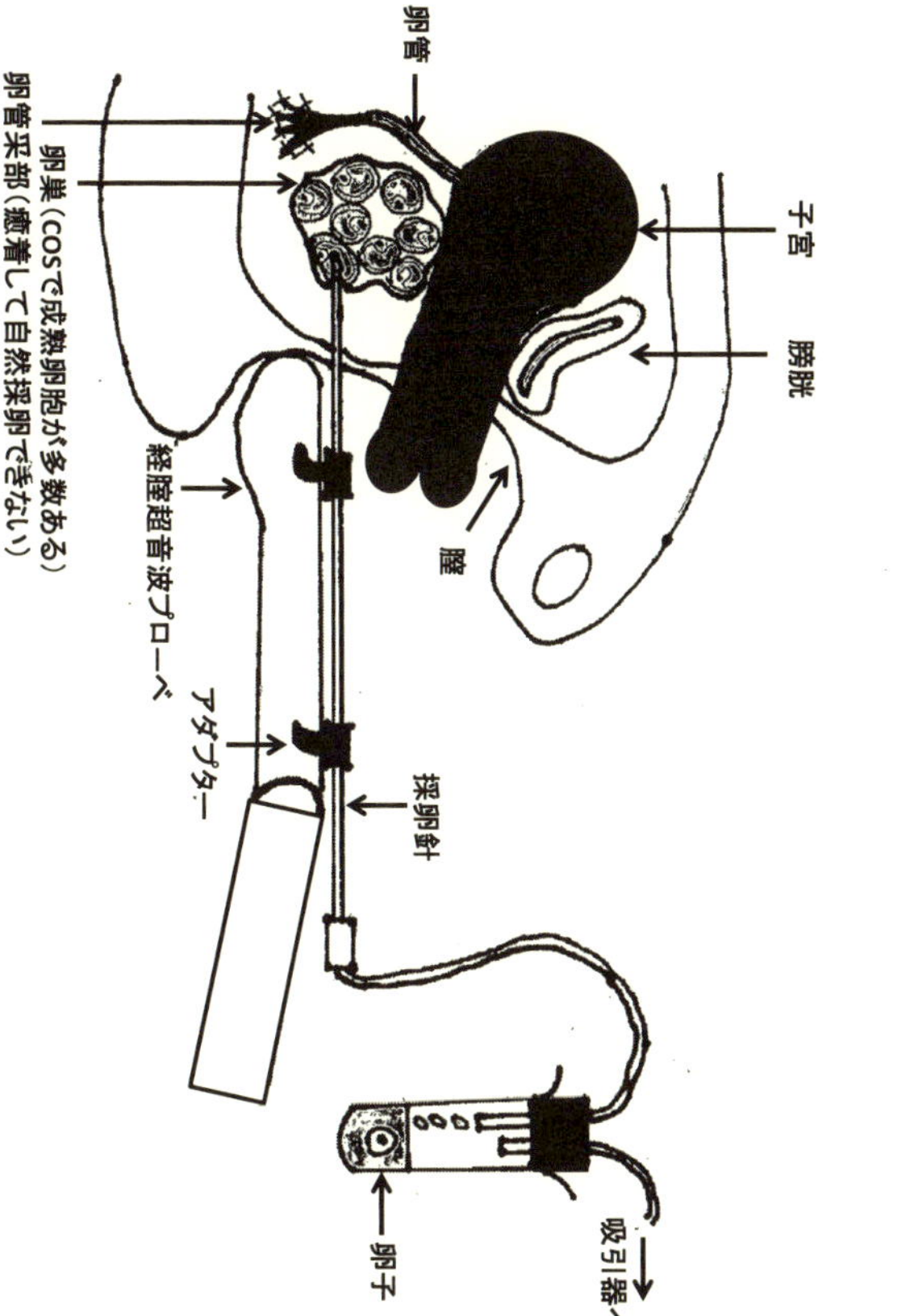
子宮
膀胱
腟
卵管
卵巣（COSで成熟卵胞が多数ある）
卵管采部（癒着して自然採卵できない）
経腟超音波プローベ
アダプター
採卵針
吸引器へ
卵子

図2　採卵

卵胞数と大きさを確認します。特に腸管と血管に注意します。そして左右の卵巣のうち、下方に位置する卵巣の中央に位置する卵胞（写真2）の卵胞中央断面を穿刺します。卵胞液の回収は図2のように採卵時間の短縮のため（Watersons and Parsons, 1992）[22]吸引器で行う施設が多数ですが私は現役最後までディスポ10ml注射器（大きい卵胞の場合は20ml）によるマニュアル吸引を行いました。安全性の確保、卵子の存在の速やかな存在確認、培養液によるフラッシュのためです。

卵子は肉眼では確認できませんが、吸引した時に顆粒膜細胞の塊が確認できると、卵子の存在の可能性が高くなり余計なフラッシュを行わないで済みます。吸引後は培養士が直ちに卵子を確認します。確認できない場合は2回までフラッシュします。フラッシュを行っても採卵数に差がないとの報告（Kingsland et al, 1991）[23]がありますが、私の経験ではフラッシュで獲得卵子数は確実に増加します。特に1.6㎝以下の卵胞での採卵率が高くなります。小さい卵胞は卵子と顆粒膜細胞が固着しているためでしょう。しかし、フラッシュがアナフィラキシー・ショックの原因になるとの報告（高見澤、2009）[24]には留意しなければなりません。不妊症治療で母体の生命を脅かすことは絶対に避けなければなりません。最後に1.5㎝以上の卵胞は残さないように丁寧に卵胞液を吸引しておきます。〝残し卵〟が多くなると妊娠が成立した時のＯＨＳＳリスクが高くなります。

《採卵のリスク》

(1) 出血

採卵の穿刺は膣壁出血と卵巣出血の原因になります。前者の発症頻度は２６７０例中２２９例（8.6％）で、１００ml以上の出血は22例（0.8％）と報告（Benett et al, 1993）[25]されており、主として後者が原因の腹腔内出血は３３５６例中3例（０・08％）と報告（Dicker et al, 1993）[26]されています。膣壁出血の大半は圧迫で止血しますが、時に縫合が必要です。

一般的に膣からの出血は止血しにくく、膣の奥は膣鏡で開膣しても視野が狭いために縫合が困難です。また、卵巣が挙上している場合は意識しない場合を含めて経膀胱的採卵が必要です。このような場合は採卵終了後に導尿して肉眼的な血尿を認めた場合は凝血塊で尿閉が起こる可能性があるのでバルーンを留置して輸液を続行します。腹腔内出血はまれですが、時に開腹手術が必要です（Dicker et al, 1993）[26]。

（2）骨盤内感染症

採卵後に骨盤内感染症を発症するリスク因子は骨盤内の子宮内膜症、感染症、癒着、手術既往などです（Dicker et al, 2003）[26]。卵胞以外を穿刺した場合に発症率が高くなります。診断時期は採卵後数時間から数週間と幅がありますので時間がたっても油断は禁物です。治療は抗生物質の点滴で治癒する場合もありますが、時に開腹ドレナージや付属器（卵巣、卵管）の摘出が必要になります。

（3）アナフィラキシー・ショック

採卵時やＥＴ時に使用する培養液に添加したウシ血清アルブミン（ＢＳＡ）や抗生物質によるアナフィラキシー・ショックが多数報告されています（和田、ほか、1999）[27]。母体がショックを起こして生命の危機に瀕する原因になる培養液が卵子や胚にいい影響があるはずがありません。培養液は重要なリスク因子です。

（4）卵巣癌

採卵による複数回の穿刺が卵巣癌の原因になる事は以前から指摘されてきましたが、まとまった研究がありません。しかし、ＩＶＦ－ＥＴを受けた患者が卵巣癌を発症した話はまれではないので因果関係が明らかになるのは時間の問題と考えています。穿刺による物理的刺激、培養液による化学的刺激発症説と、潜在的に存在していた初期癌が前述の刺激を契機に病勢が進むとの説があります。私は前者説です。

3．胚移植

《胚移植の実際》

受精すると卵子は胚になり、2分割、4分割、8分割、桑実胚、胚盤胞と成熟します（図3）。通常は4分割、8分割、胚盤胞を以下に述べる各種状況を考慮して胚移植（ＥＴ）します。私は胚移植に先んじて胚移植シミュレーションを必ず行いました。原則として採卵前周期の黄体期に本番と同じ載石位でＥＴチューブを用いて膀胱を充満したうえで経腹超音波下で行います。

目的はＥＴチューブの外筒角度（曲げ具合）と挿入深度をあらかじめ決めておくためです。外筒チューブは移植カテーテルより硬く子宮内膜出血の原因になるのであまり深く挿入したくありません。柔らかい移植カテーテルを最大限に利用します。私はＩＶＦ－ＥＴ

図3　受精・分割

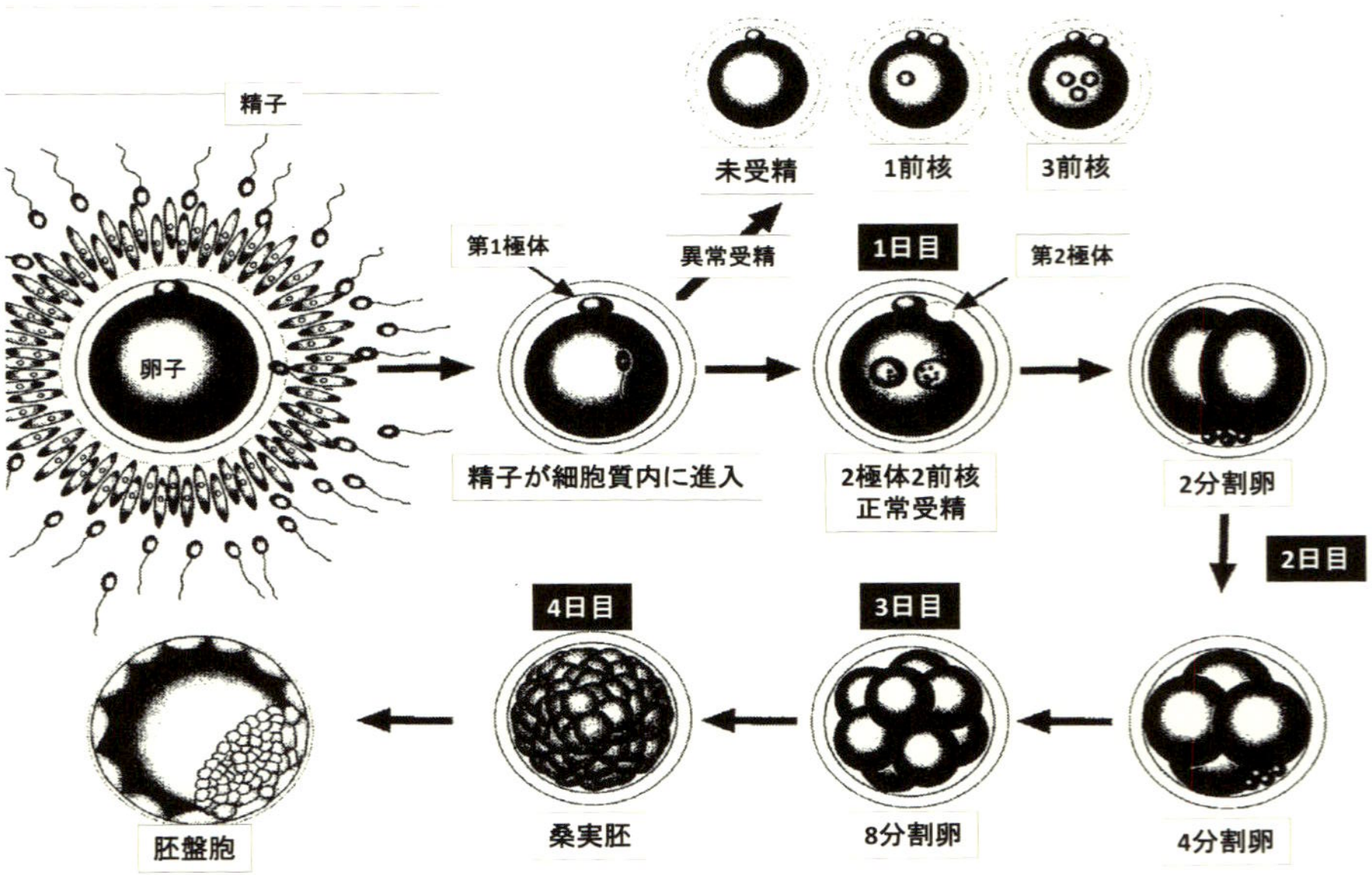

精子
卵子
第1極体
異常受精
未受精
1前核
3前核
1日目
第2極体
精子が細胞質内に進入
2極体2前核
正常受精
2分割卵
2日目
4日目
3日目
胚盤胞
桑実胚
8分割卵
4分割卵

以外では妊娠しない症例にしかＩＶＦ－ＥＴを行いませんでしたので、黄体期のシミュレーションは問題ありません。ＥＴ時に子宮内膜を出血させると着床率が低下するだけでなく子宮外妊娠の原因になります。

通常の胚移植は膀胱を充満して経腹超音波下で行う施設が多いようですが、私はＥＴの後で膀胱を充満したままでは患者の精神的肉体的安静に支障があると考えて、本番では膀胱を充満する必要がない経腟超音波下で行いました。本番は温生理食塩水で外陰部、腟内を洗浄します。その際に頸管粘液を除去します。胚移植を行う時期は黄体期ですから頸管粘液はほとんど分泌されていないので、あまり念入りに行うと子宮腟部の出血の原因になります。最後に培養液20 mlで腟内を洗浄します。その後、クスコ腟鏡で開腟します。できるだけ鉗子を使用しないでシミュレーションで決定した角度に調整して深さ深度にストッパーをセットしたスタイレットを子宮腔内に挿入します。シミュレーションをしているのでほとんどの症例はうまく挿入できます。シミュレーションで挿入できなかった場合は同日にあらかじめラミナリアで子宮腟部を拡張しておきます。マルチンやゼゴン鉗子を使用すると子宮収縮が起こって（Lesny et al, 1999）[28]、着床率が低下します（Fanchin et al, 1998）[29]。

図4　胚移植（ET）

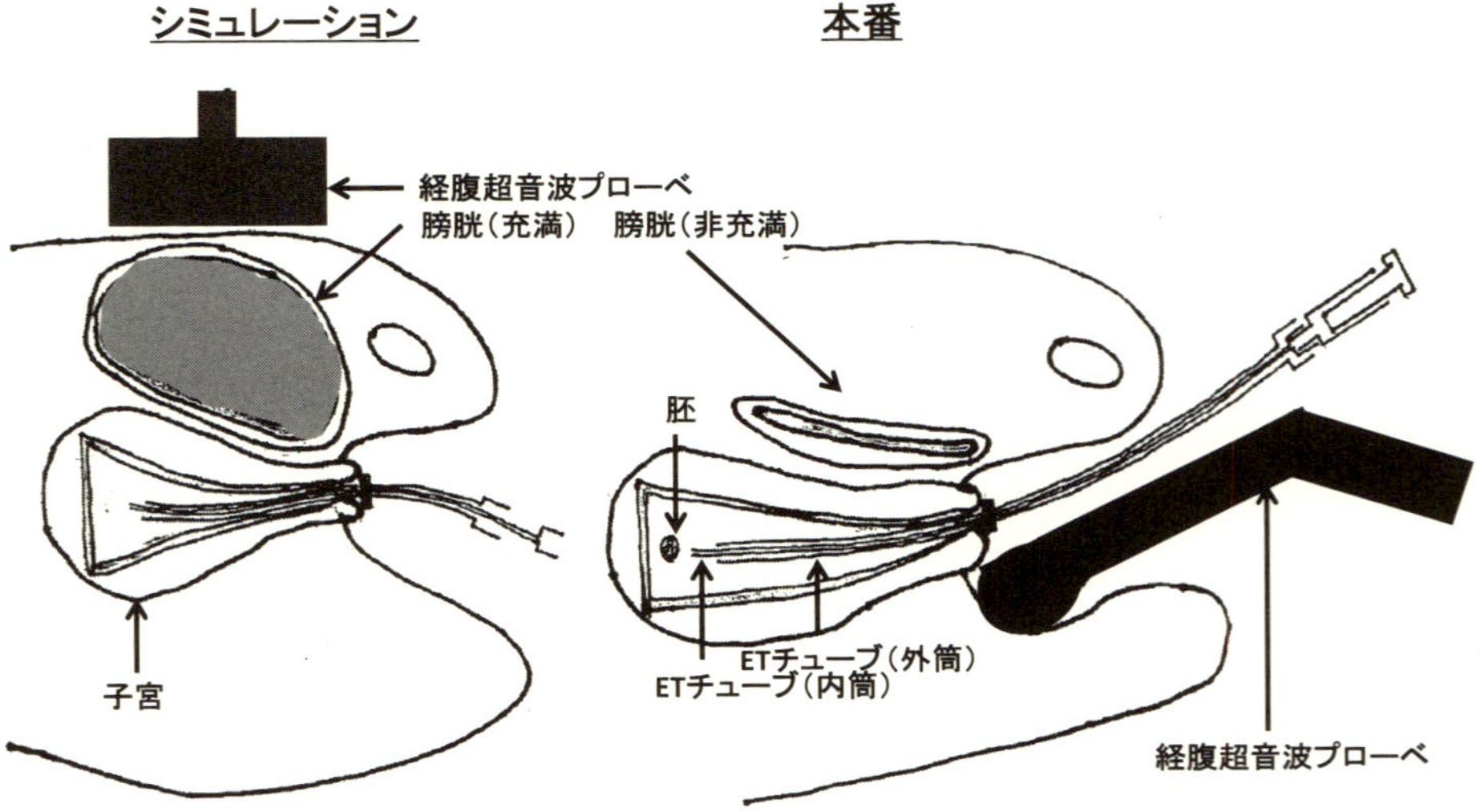
シミュレーション
本番
経腹超音波プローベ
膀胱（充満）
膀胱（非充満）
子宮
胚
ETチューブ（外筒）
ETチューブ（内筒）
経腹超音波プローベ

無事に挿入できた場合はスタイレットを抜いて移植カテーテルを挿入し胚と培養液をゆっくり挿入して超音波でカテーテル先端の輝点で子宮腔内注入成功を確認します（図４）。急速に注入すると子宮外妊娠の原因になります。この後、移植カテーテルを培養液で洗浄して胚が残っていないかを確認します。胚の移植カテーテルへのローディングは一旦培養液で充満して空気を抜いてから培養液を全て排除して、空気５μl、次いで移植胚を含む培養液３μl、最後に空気２μlをロードします。移植後の安静は20分と24時間では有意の差がないと報告（Botta and Grundzinskas, 1997）[30]されて定説はありませんが、私は簡易ベッドになる内診台で１時間安静にしてもらい、その後、普通の柔らかいベッドで２時間ほど自由に寝てもらいました。

《胚移植のリスク》

胚移植の最大のリスクは子宮外妊娠です。詳しくは次章の「子宮外妊娠」でお話しします。

第四章　体外受精の問題点

《ＩＶＦ－ＥＴ、ＩＣＳＩ妊娠と自然妊娠の生理的相違》

ＩＶＦ－ＥＴとＩＣＳＩの原理的問題点は反自然の人工性です。まず、採卵から問題があります。卵胞発育・排卵・着床をリンゴの生育に例えるとリンゴが発育して（卵胞発育）完熟すると引力で自然落下します（排卵）。完熟リンゴは地上に達すると果肉の栄養をエネルギーとして大地に根を張ります（着床）。この自然現象に対して卵巣を穿刺して卵子を吸引する採卵はまだ成熟していない青リンゴをむしり取る行為です。

第二の問題点は果肉に相当する培養液にあります。各施設はラーメンのスープのように工夫しています。私も工夫しました。しかし、卵管内の〝本物〟の卵管液の組成が完全に分かっていないのでどこの施設も卵管液と同一ではありません。

第三の問題点は卵子と胚の培養温度です。リンゴも急に気温が下がったり上がったりすれば順調に完熟しません。自然妊娠では卵管内は正確に37°Ｃに維持されています。仮に卵子と胚が卵管内に存在するときに38°C以上の発熱性疾患に罹患すると胚は死滅すると考えられています。それほど温度に敏感です。これに対して卵子と胚を培養するインキュベーターはサーモスタットで温度が管理・維持されているのでインキュベーター内の温度は周期的に微妙に変動しています。また、各種の卵子・胚操作や成熟確認のために頻回に出し入れをしなければなりません。インキュベーター外の気温は37°Cではありません。37°Cでは医師や培養士は暑くて仕事ができません。室温はエアコンで25°C前後に維持されています。気温が上がったり下がったりします。

第四の問題点は光刺激です。卵子、胚の培養、着床は真暗闇の卵管や子宮腔内で行われます。ところがＩＶＦ－ＥＴでは顕微鏡で増強された光に何回も曝露されます。採卵時、培養時、胚移植時などです。光刺激は発育異常の原因になります。リンゴにとっての干ばつ時の異常な太陽光線の曝露に相当します。

以上の諸問題を考えるとＩＶＦ－ＥＴの卵子、胚の生育は自然妊娠に比較して大きなハンデキャップを背負う事になります。以上の配偶子操作で妊娠胎児の染色体異常が高くなり流産が多くなる事が明らかになっています（Ma et al, 2006）[31]。世界で最初のＩＶＦ－ＥＴ出生児のブラウン氏の妊娠出産ニュースでＡＲＴ専門医は狂喜しました。ＩＶＦ－Ｅ

Ｔ出生児は妊孕能力がないと信じていたからです。以上に述べた多くの〝反自然性リスク〟を深刻に受け止めていたからです。しかし、ルイーズ氏の妊娠出産ですべてのリスク問題が解決したわけではありません。ＡＲＴ専門医は都合のいい事実を大げさに評価するのは止めなければなりません。現在は〝喉元過ぎれば熱さを忘れる〟状況なのです。

１．多胎妊娠

《現状》

ＩＶＦ－ＥＴは、従来は難治性であった卵管不妊症、重症男性不妊症に多大な福音をもたらしました。しかし、その一方で副作用としての卵巣過剰刺激症候群（ＯＨＳＳ）や多胎妊娠が容認できない問題でした。ＯＨＳＳは死亡例の報告などから危険性の認識が浸透してきたために、卵巣刺激法が見直されて減少傾向が認められますが、未だ問題が解決したと言える状況ではありません。不妊治療で母体の生命が危機に瀕するなどは、本末転倒甚だしい、とんでもない事で不妊症専門医は深刻に認識しなければなりません。

一方の多胎妊娠は我国では１９７４年では0.6％であったのが、２００７年には1.2％と倍増しました（吉村、2010）[32]。もちろん、この多胎率の上昇の原因はＩＶＦ－ＥＴです。多胎妊娠は母体、胎児に共通するリスクです。母体には妊娠高血圧症症候群（妊娠中毒症）、貧血、羊水過多、前期破水、分娩リスクの増大が、胎児には早産による未熟児出産、それに関連する周産期死亡、新生児異常リスクがあります。

また、それらのリスク軽減のための減数手術（例えば品胎〈三胎〉の1胎児を中絶して双胎にする手術）の倫理的問題、周産期医療の崩壊といった医療上の問題、医療費の増加といった医療経済的問題、さらには家族の精神的、経済的負担の増大など枚挙に暇ありません。対策が講じられなかったわけではありません。

１９９０年代になって多胎は双胎にとどまらず品胎以上が急激に増加する事態となりました。この当時は胚移植数が多ければ妊娠率が高くなると考えられていました。私は学会で25個胚移植した報告を聞いて驚いたものです。しかし、その症例は妊娠が成立しませんでした。1個も着床しなかったのです。移植数が多ければ妊娠率が高まるとの考えは幻想だったのです。

当時はＩＶＦ－ＥＴを行う施設は大学に比較して民間医療機関が圧倒的な多数を占めていました。このため、不妊専門医の知名度を上げるための暴走をコントロールできなかった日本産科婦人科学会はようやく重い腰を上げて、移植数と妊娠率、多胎妊娠率を検討して1996年に「体外受精―胚移植において胚移植数を〝原則として〟3個以内とする」との見解を発表しました。[32] 私はこの調査も営利中心主義（経営者としては当然の感覚ですから悪を意味しません）の開業医主体の調査と考えていますので、調査報告は信用できませんでした。学会発表や論文報告のように都合のいいことは積極的に、都合の悪い事は消極的に回答します。学会や当局に自分の医療機関の全貌を知られる事は面白くありません。

いずれにしても、この勧告によって、2007年にはIVF－ET 12・7％、ICSI 11・6％、凍結融解胚移植9.9％（齋藤、2009）[33] と最近10年間で多胎率は徐々に低下していると評価されました。しかし、前述の12％と比較して減少しているとは思えません。12％より減少したICSIと凍結胚は胚に物理的なダメージが加わるために着床率が低減する事実を念頭に置いて評価しなければなりません。また、品胎以上の妊娠は2007年の段階でIVF－ET 0.9％、ICSI 0.5％、凍結融解胚移植0.3％に減少したとされています。しかし、1％以下だから自然妊娠並みと強弁してよいのでしょうか？　自然妊娠の多胎児の出生率の法則にヘリンの法則があり、発症率は1／89^{n-1}（nは胎児数）で算出されます。[34] この法則で算出した品胎の出生率は0・00127（0・0127％）です。先の数字とはケタ違いです。IVF－ETは自然妊娠に比較して指数関数的に多胎が多いのです。

会告による移植胚数の制限以来、品胎以上の多胎率は低下しましたが、双胎はかえって増加しました。この事実を踏まえて２００８年4月には同学会は「体外受精の胚移植において移植胚は単一とする。ただし、35歳以上の女性または2回以上続けて妊娠が成立しなかった女性〝など〟については2胚の移植を許容する。治療を受ける夫婦には移植しない胚を後の治療周期で利用するために凍結保存する技術がある事を必ず提示しなければならない」との再会告を出しました。

以上の会告にも移植数が多ければ妊娠率が高くなるとの認識が滲み出ています。また、妊娠を急ぐ患者さんも同じことを考えています。民間医療機関は患者さんの意向は無視できませんし、グレードが悪い胚の妊娠率は低いと思い込んでいるので、廃棄するのは憚られて「妊娠はしないだろうが生命だからお母さんの子宮に返してあげる」と考える事は、人間としての当然の情で良好胚と一緒に移植する事が多いのです。学会の会告は強制力がないので実質的に有名無実で無視されています。

《予防対策》

ＩＶＦ－ＥＴの多胎妊娠予防で最も効果的で合理的対策は胚移植数の制限です。３個移植はＴＥＴ（Triple Embryo Transfer）、２個移植はＤＥＴ（Double-----）、単一移植をＳＥＴ（Single-----）と称します。特にグレードが良好な胚を選択する単一移植をｅＳＥＴ（elective-----）と呼称します。２０００年代になって胚盤胞移植が行われるようになり、余剰胚盤胞を凍結保存して融解胚盤胞を移植する技術が確立すると妊娠率が向上した事になっています。

最近では多胎妊娠予防の観点から〝形態的〟に一番良好と評価した胚盤胞を選択して移植するｅＳＥＴが行われるようになって妊娠率を低下させる事無く多胎率が低減したことになっています。しかし、女性の結婚の高齢化による卵子の劣化による胚のグレード低下のために複数胚を移植せざるを得ない症例が増加している現状を踏まえると理想論との批判があります。

（１）米国の場合

移植数を制限すると妊娠率が低下するとの認識が大勢を占めていたため、米国ではＳＥＴに消極的でしたが、２００６年米国生殖医学会がガイドラインで35歳未満の初回治療で〝良好胚が得られた場合〟はＳＥＴを、37歳ではＤＥＴを原則とすると定めました[35]。良好胚を強調しているので日本の学界の告示より現実的で合理的です。

（2）欧州の場合

欧州では我が国や米国に比較してＳＥＴの移行に積極的です。特にベルギーでは学会のガイドラインとしてではなく、国の政策として取り組み、２００３年には多胎妊娠防止法令が制定されました。その要旨は以下の通りです。

①42歳までの女性に対し、6回まで体外受精治療費を負担する。
②36歳未満の初回例ではいかなる場合もＳＥＴ、2回目は原則としてＳＥＴ、良好胚が得られない場合はＤＥＴを許可する。3回目以降はＤＥＴを許可する。
③36歳から39歳までは初回と2回目は制限なくＤＥＴを許可する。
④40歳以上は移植数は制限しない。

この法律で妊娠率は２００２年36％、２００３年37％と有意の差がなかったにも拘らず、双胎妊娠率は19％から３％に有意に低下しました（Gordts etal, 2005）[36]。

　フィンランドでは36～39歳の１２２４例の eＳＥＴとＤＥＴが比較され、妊娠率は33・１％、29・９％と有意差はありませんでしたが、累積妊娠率は54・０％、35・０％と eＳＥＴが有意に高率でした。また、累積多胎妊娠率は1.7％、16・６％と eＳＥＴが有意に低率でした（Veleva et al, 2006）[37]。良好胚選別例の妊娠率が高いのは当たり前ですが。

（３）我が国の場合

　日本生殖医学会が移植胚数と妊娠率を検討して、２００７年４月に多胎リスクが高い35歳未満の初回治療では、移植胚数を原則として１個に制限し、良好胚の移植は〝必ず〟１個とすることをガイドラインに示しました[38]。

　この結果を受けて日本産科婦人科学会の生殖・内分泌委員会は会告の改定を視野に入れて、不妊治療施設に移植胚数の現状と移植胚数制限に対する受容状況のアンケート調査を行いました[39]。この結果、回答した施設の半数以上は分割胚は２・06～２・14個、胚盤胞は１・44～１・47個で、分割胚はＤＥＴまたはＳＥＴ、胚盤胞はＳＥＴでした。また、ＳＥＴの選択条件は、35歳未満、既往治療歴３回未満でした。この調査から我が国の不妊医療施設の移植胚数は予想以上の減少傾向にあり、ＳＥＴへの移行がかなり進んでいると結論しています。

　しかし、私は以上のようなアンケートを何回も経験しましたが、その信憑性にかなりの疑念を持っています。アンケートは会員に限定して、忙しいある日突然分厚い封筒で郵送されてきます。本来なら論文を書くときのように、カルテなどの関係書類を詳しく調べて医師自身が回答すべきですが、多忙を理由にいい加減になりがちです。看護師や事務員に代行させる事もあります。また、大学などの大規模施設（必ずしも体外受精施行数が多い事を意味しません）は学会のアンケートの動機・目的を知っていますので、それに沿った模範回答が多くなります。「初めから結果ありき」なのです。

　不妊治療は現在でも小規模民間施設の患者が圧倒的に多いのです。このため、体外受精施行数が多い小規模施設は本当の数字を書きにくくなり（本当のことを書くと学会から警告を受ける可能性があります）、抑制的な記入になり勝ちです。したがって、ＩＶＦ－ＥＴのアンケートは実態を反映しないことが多いのです。

2．出生児の予後

（1）先天異常

ＡＲＴで妊娠・出産した児の先天異常発生リスクに関する報告は少なくありませんが、未だ一定の見解は得られていません。リスク頻度は母集団の生物学的背景や特性、先天奇形の診断基準で異なるとされています。卵子や胚に対する反自然的ストレスがリスク因子になるとの発想が最初からありません。意図的に避けていますので、最初から積極的診断に腰が引けています。

一応、我が国では現時点ではＩＶＦ－ＥＴ妊娠児の先天奇形は特殊例を除いて一般集団と差がない事になっています。しかし、私は本問題に関する報告（特に我が国の婦人科関係）には本書冒頭の「歴史」で示した理由で、大きな疑念を抱いています。可能な限り海外論文を考察しましたが、以下の報告はそれらの問題を十分に意識して下さい。

①海外の報告

ウエスターガード（Westergaad et al, 1999）[40] はデンマークのＩＶＦ－ＥＴ調査の２２４５例（コンベンショナルＩＶＦ－ＥＴ　１９１３例、ＩＣＳＩ　１１８０例、凍

結１０５例、卵子提供47例）を分析して、全体の１０７例（4.7%）に医学的・美容的に問題になる大奇形を確認しました。技術別ではＩＶＦ－ＥＴ 4.9%、ＩＣＳＩ 1.7%、凍結胚2.9%、卵子提供14・９%です。大奇形と小奇形を併せると、4.8%でデンマークの一般集団の2.8%より高率です。

一般的な自然妊娠の大奇形発現率は0.1%、小奇形は１%とされているので、それに比較するとコントロールとしての自然奇形率が高く、また、小奇形の0.1%は異常に低く疑問が残ります。さらに、同報告は先天性の形態異常には格段の特徴はなかったとしています。これまでの諸家の報告を総合するとＡＲＴの先天奇形率は２〜９%です。この中で、機能障害の原因になるか外科的矯正の適応になる大奇形がＩＶＦ－ＥＴ群9.0%、ＩＣＳＩ群8.6%とコントロールの4.2%の２倍以上の危険率の報告には信頼性があります（Hansen et al, 2002）[41]。同報告によれば、ＩＣＳＩの先天異常は筋肉、骨格、染色体、心血管系の異常が多く、先天異常のオッズ比は１・25以上です。また、大奇形でも出生時に診断されるのは２%前後と低率に留まるので、少なくとも１年以上のフォローアップが必要としています。この点でも、産婦人科医より小児科医の報告に信頼性があります。

一方で1999〜2000年のオーストラリアの生殖補助医療登録調査による4740出産と胎児異常で中絶手術23例の先天異常を解析すると、95例（2.0％）が先天異常で、単胎1.9％、多胎0.9％と単胎で高率でした（Hurst et al, 2002）[42]。また、IVF－ET 1.6％、ICSI 2.3％で、一般集団の2〜3％と比較して必ずしも高率とは言えないと結論しています。以上の数字なら〝必ずしも〟の文言は必要ありません。我が国と同じようにIVF－ETを庇う論調です。オーストラリアのARTの現状は我国と似ていると伝えられています。

②我が国での発生頻度

我が国の2007年の調査によると、ARTによる妊娠・出生児の先天異常発生率はIVF－ET 1・21％、ICSI 1・68％、凍結胚1・47％で、IVF－ETとICSIには有意差があるが、ART全体では〝一般集団と同等か、やや低率だからARTが原因とは考えられない〟としています（吉村、2010）[43]。この表現は我国の児の異常に対する臨床統計論文の結論の常套文言です。ICSIで先天異常が高率な理由に精子自体の問題と、ICSI手技による胚への物理的なストレスを考えています。反自然性のリスクが初めて日本人から語られました。全体的に我が国のIVF－ET、

ＩＣＳＩの先天異常報告は諸外国と比較して低率ですが、この要因として妊娠経過が不明な症例が多い事が問題です。

　前述の２００７年の調査でも新鮮胚妊娠１５２００例の中で、妊娠後の経過が不明なものが１９７４例（13・0％）、凍結胚移植１３９６４例の中の１８３２例（13・1％）の妊娠経過が不明です。流産した場合は再受診する可能性が高いので生児分娩に至っている症例が多いと考えられます。となると10％以上の数字はいかにも不自然です。したがって、経過不明は結果不明と考えるべきです。私は経過不明例には先天異常が、経過明瞭例の中にはＩＶＦ－ＥＴを行っている症例でもＩＶＦ－ＥＴ休止周期の妊娠例（自然妊娠）が多く含まれていると考えています。

　患者は妊娠するとすぐに周産期医療施設に転院したがります。分娩しても報告してくる患者は半分ほどでした。私は結果的にＩＶＦ－ＥＴを行う必要がなかった他施設の症例を多数経験しました。自然妊娠の先天異常発症率は低いので自然妊娠例を加えるとＩＶＦ－ＥＴの先天異常発症率は低くなります。ここでもアンケート調査の信頼性と同じ事が問題になります。不妊専門オフィスギネにとってＩＶＦ－ＥＴ、ＩＣＳＩの妊娠率の高さと先天異常率の低さは最大のセールスポイントです。広告なしで不妊専門オフィスギネはやっていけません。

（２）染色体異常

一般集団（必ずしも自然妊娠を意味しません、ＡＲＴによらない不妊症治療例を含みます）の出生児の染色体異常率は0.6％とされています（吉村、2010）[43]。これに対して、ＩＶＦ－ＥＴとＩＣＳＩによる妊娠・出生児は約３％と５倍です。ＩＣＳＩ １５８６例の羊水検査と絨毛検査で47例（２・96％）で染色体異常が認められ、*de novo*（初めから、あらたにの意）異常は25例（１・58％）で、性染色体異常10例、常染色体トリソミー８例、転座７例でした（Bonduelle et al, 2002）[44]。

また、両親由来の異常は22例（１・39％：均衡型転座21例、不均衡型転座１例）に認められ、このうち17例は父親由来でした。これらの異常率は一般集団の2倍です。以上の結果からＩＣＳＩでは父親由来の先天異常の妊娠・出生率が高くなることになります。自然妊娠では精子は2億倍の激烈な競争によって一番優れた精子が卵子に侵入して受精が成立しますが、ＩＣＳＩでは医師や培養士が形態的、運動性に優れた精子を選択して卵子に注入します。この競争がない人工性が染色体異常の発生率の増加と関係があると思われます。

デンマークの羊水診断、絨毛診断による体外受精登録調査によれば、検査後妊娠を継続して出生した２２４５児の染色体異常率はＩＣＳＩ 5.4％（一般集団の９倍）、ＩＶＦ－ＥＴ3.6％（同５・７倍）で我が国より高率でした。また、ＩＣＳＩ 98例（１４２胎児）の妊娠14～20週に行った羊水検査と絨毛検査による染色体異常は６例（4.2％）で、内訳はダウン症候群、ターナー症候群、クラインフェルター症候群でした（Samli et al, 2003）[45]。その背景因子として乏精子症、無精子症、母体年齢35歳以上を指摘しています。ＩＣＳＩに染色体異常が多い事実はコンベンショナルＩＶＦ－ＥＴより卵子の物理的なストレスが原因と考える事が合理的です。

ＩＣＳＩ染色体異常の原因として父親の性染色体異常が関係します。正常男性の重度乏精子症の精子に高率に24、ＸＹ disomy（二染色体性）精子が認められます。また、ＩＣＳＩの適応になる男性の2.1～4.5％に染色体異常が認められます（Van Assche et al, 1996）[46]。モザイク型の47、ＸＸＹが最も高率で、その他はロバートソン転座、相互転座、逆位などです。ここでも、人間が選択した競争がない精子による受精の影響が大きいと考えられます。

２００３～２００７年に自治医科大学附属総合周産期母子医療センターＮＩＣＵに入院

表2　ARTによる先天異常と染色体異常（矢田[47]）

染色体異常	21トリソミー（ダウン症候群）	1（ICSI）
神経・筋疾患	先天難聴	2（IVF-RT）
循環器疾患	心室中隔欠損	1（IVF-ET）
	大動脈縮窄	1（IVF-ET）
	重複大動脈弓	1（IVF-ET）
	ファロー四徴症	1（ICSI）
消化器疾患	鎖肛	1（IVF-ET）
	横隔膜ヘルニア	1（IVF-ET）
形成疾患	多指症・合指症	1（ICSI）
	軟口蓋裂	1（ICSI）
	口唇口蓋裂	1（ICSI）
	副耳	1（IVF-ET）
	多指症	1（IVF-ET）
多発性奇形症候群	Beckwith-Wiedernabb症候群	1（ICSI）
その他	嚢胞状リンパ腫	1（ICSI）

した体外受精妊娠出生児は１６３名で、このうち16例（9.8％）に表２の先天異常が認められました（矢田、2009）[47]。

（３）発生異常

①一卵性双胎

ＩＶＦ－ＥＴ・ＩＣＳＩ妊娠では自然妊娠より一卵性双胎が増加します。自然妊娠の一卵性双胎率は０・35％ですが、ＡＲＴ妊娠は１～５％と最大14倍です。動物実験で体外受精や胚操作で、一卵性双胎の増加は証明されています（Schachter et al, 2001）[48]。着床前のハッチング過程（胚盤胞が子宮内膜に着床するために透明帯の殻を破って外に脱出する現象）で内部細胞塊が２つに分離する事が原因です。分離形態の違いで一絨毛膜一羊膜性（ＭＭ）、一絨毛膜二羊膜性（ＭＤ、図５）、二絨毛膜二羊膜性（ＤＤ）双胎になります。ＭＤ双胎が75％、ＤＤ双胎が25％で、ＭＭ双胎は１％未満と極めてまれです（Redline, 2003）[49]。

それらの双胎の発生は受精卵の分裂時期に相関します。ＤＤ双胎は受精３日以内、ＭＤ双胎は４日から７日、ＭＭ双胎は８日以降です。ＭＤ双胎は一般的な双胎リスク

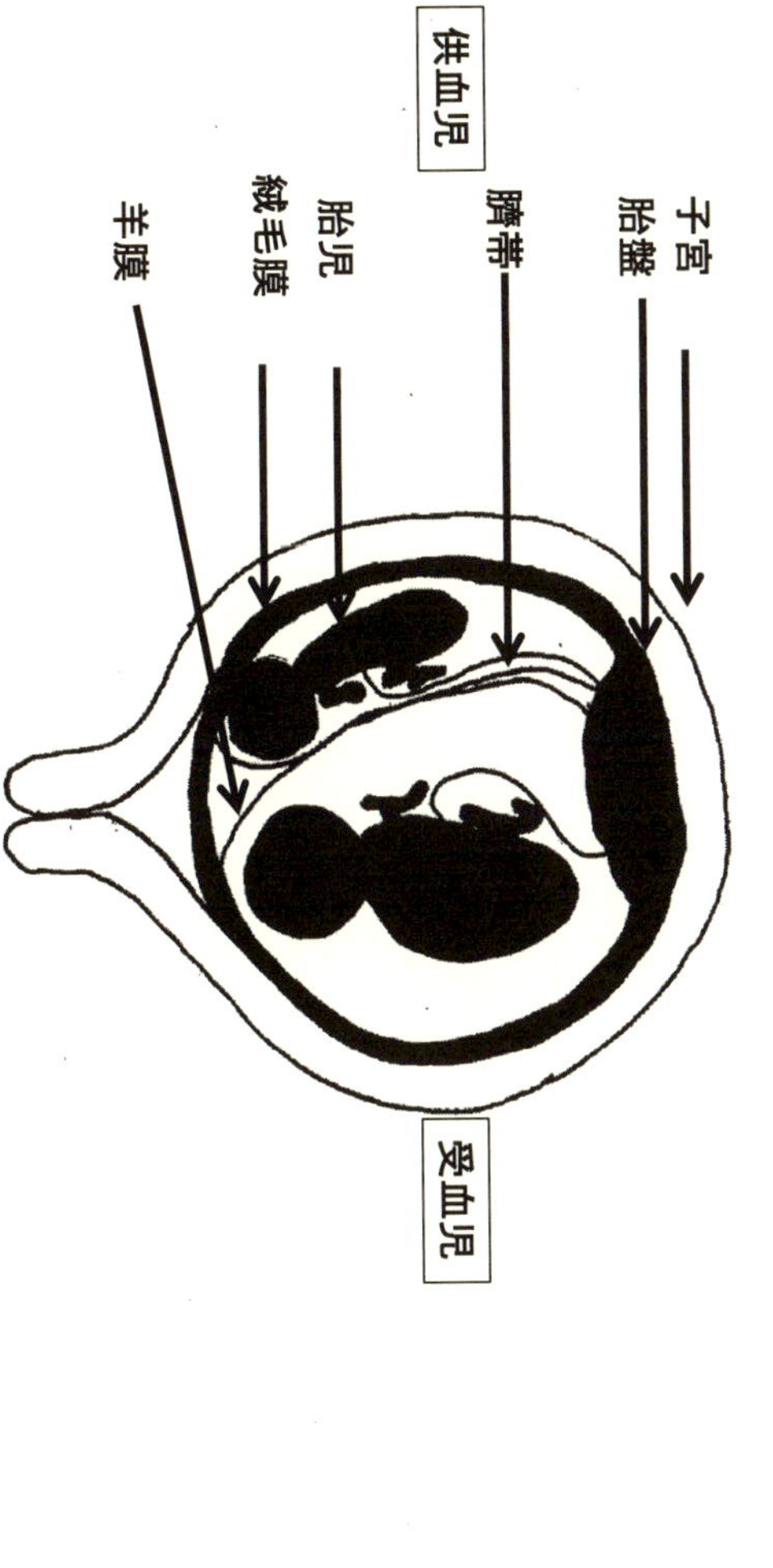

図5　一絨毛膜二羊膜双胎と双胎間輸血症候群

に双胎間輸血症候群などの特有リスクが加わるのでより厳重な周産期管理が必要です。一卵性双胎リスクを高める生殖補助技術はアシストハッチング（Schieve et al, 2000）[50]と胚盤胞移植（Milki et al, 2003）[51]です。このため、あらかじめ、多胎妊娠を予防するためと妊娠率を高めるために行う胚盤胞移植が一卵性双胎や二卵性品胎のリスクになる矛盾を説明する必要があります。

★双胎間輸血症候群：一絨毛膜胎盤の胎盤小葉は一方の児から流入してきた血液が他方の胎児に戻るため両児は循環を共有します。このため、時に両児の血液供給がアンバランスになって、循環血液量が多い児（受血児）は多血症でうっ血性心不全、浮腫、羊水過多を発症し流産、早産リスクが高まり、血液循環量が少ない児（供血児）は羊水過小のために発育不全になります。

②キメラ症

キメラ症は同一個体に複数の受精卵に由来する複数の異なる遺伝子型あるいは核型の細胞が混在する病態です。ＡＲＴが広く行われるようになってから、二卵性一絨毛膜性双胎や2精子性キメラ症が報告され、ＡＲＴがキメラ個体の原因として問題になってきました。

双胎キメラ症は双胎間の血管吻合が原因で相互に血液幹細胞が交換されて発生するキメラです。胎盤の血管吻合は主として一絨毛膜性双胎で認められ、血行動態のバランスが崩れ双胎間輸血症候群などの合併症が発現します。ＡＲＴが原因の二卵性一絨毛膜性双胎の発生機序の詳細は不明ですが、絨毛膜形成の開始以前に起源すると考えられています。ＩＶＦ－ＥＴで子宮内に複数の受精卵が近接する環境が生まれて、桑実胚後期から胚盤胞期に何らかの要因で着床前に胚外組織だけが融合して二卵性一絨毛膜性双胎になると考えられています（Miura et al, 2005）[52]。

このため、二卵性一絨毛膜性双胎は自然妊娠でも起こり得ます。二卵性一絨毛膜性双胎は、胎盤上の血管吻合で発生初期の双胎間で造血幹細胞の相互移行がおこり、骨髄移植と同様な血液細胞に限局する血液キメラになります。

真性半陰陽は自然妊娠でも発症するので、ＡＲＴが2精子性キメラの関与は異なる受精卵が存在する可能性が高いと考えられます。遺伝子解析でＩＶＦ－ＥＴが原因の真性半陰陽は、胚移植後に受精卵が融合した可能性が高いと考えられています(Strain et al, 1998)[53]。

ＩＶＦ－ＥＴが原因の2精子性キメラ症は着床期に2個の受精卵が融合して発生し

ます（Strain et al, 1998）[53]。2精子が受精する卵子の組み合わせは①成熟卵と第一極体、②成熟卵と第二極体、③異なる成熟卵、の3通りがあります。胚の接着や融合の原因は、胚の培養操作やアシストハッチングです。染色体検査や遺伝子診断の技術向上で、卵性診断やキメラ診断が可能になったために正確な情報提供が可能になりました。1胚移植を徹底すればキメラ症リスクは低減します。

★真性半陰陽：第一次性徴診断が困難な症例です。この中で真性半陰陽は性器の状態は個人特異性が強く、性腺は一方が精巣で他方が卵巣、あるいは精巣と卵巣が左右揃っている場合があり、染色体核型は46、XXが最も多く、次いで46、XY、46、XX／46、XYモザイクの順です。男性型では尿道下裂、女性型では陰核拡大、陰唇癒合が多く認められます。

（4）インプリンティング異常

《エピジェネティクス》

哺乳類には一方の親から継承した遺伝子が選択的に機能して他方の親の遺伝子は機能しないゲノムインプリンティング機構が存在します。哺乳類は父親と母親に由来するゲノムは機能的に異なります。このゲノムインプリンティングは生殖細胞の成熟過程に成立して遺伝子のDNA配列には変化を与えずに子供の形質が変わるため、もう一つの遺伝という意味でエピジェネティクス（後天的遺伝子発現機構）と呼ばれます。

　ゲノムインプリンティングによる父親と母親由来のゲノム間の機能的差異は片親発現を示す特殊な遺伝子（インプリンティング遺伝子）の働きによります。生殖細胞は精子、卵子によって子供にゲノムを伝える時に、両親由来の情報を一旦消去して、その後自分自身の性に適合するように情報を刷りなおします。この生殖細胞の形成や初期発生の段階でゲノムインプリンティングに異常が発生すると個体発生、成長、形態形成、行動などに異常が発現します。

《インプリンティング異常症》

　近年、ＩＶＦ－ＥＴがエピジェネティクス異常の原因になっていると考えられるようになりました。父性発現のインプリンティング過剰発現か、母性発現のプリントミスによる遺伝子欠失、変異などが原因になるインプリンティング機能不全が起こると、出生児は大型体型、凶暴な性格、反対に母性優位の場合は色白でポチャとした体形、おとなしい性格になります。ともに知的障害を併発します。

代表的な病型がベックウィズ・ヴィーデマン症候群とアンジェルマン症候群です。ベックウィズ・ヴィーデマン症候群は臍帯脱出、巨舌、巨体を主徴とする疾患で、出生時平均体重は３９００ｇで、5〜6歳時の7.5％が腹部悪性腫瘍を発症します。責任遺伝子座は11p15で母性発現のインプリンティング機能不全か父性発現のインプリンティング過剰発現が原因と考えられています（父性優位）。ＩＶＦ－ＥＴ児での発症率は自然妊娠児の３〜6倍と報告されています（Maher et al. 2003）[54]。羊やマウスを対象にした動物実験でＩＶＦ－ＥＴとインプリンティング異常の関係が証明されています（Young et al, 2001）[55]。

アンジェルマン症候群は重度の精神遅滞・てんかん・笑い発作（誘因がない笑い発作で笑顔の操り人形ともいわれる）・操り人形様失調性歩行を主徴とする疾患で、母親由来のＦＩＳＨ法で確認される15番染色体のＵＢＥ３Ａ遺伝子コピーの失欠または変異が原因です（父性優位）。ＩＣＳＩ妊娠でのインプリンティング異常を伴った同症候群が報告されています（Orstavik et al, 2003）[54]。

また、ゲノム刷り込みが原因と考えられるＩＶＦ－ＥＴ妊娠の網膜芽細胞腫の5例が報告されています（Moll et al, 2003）[57]。本症の発症リスクは自然妊娠児の4.9〜7.2倍です。

まとまった報告は未だありませんが、凍結胚移植では非糖尿病出産児より巨大児（４０００１ｇ以上）が多い傾向があります。巨大児は奇形（特に心奇形）、脳障害、呼吸器障害のリスクが高くなります。私はその原因はベックウィズ・ヴィーデマン症候群、アンジェルマン症候群と共通する父性過剰発現のインプリンティング異常と関係があると考えています。したがって、スーパー・ステップアップの名のもとに余剰胚やＯＨＳＳ等の適応がない凍結胚移植はインプリンティング異常のリスクを高めます。

★ＦＩＳＨ（Fluorescence In Situ Hybridization）法：クローン化された遺伝子やＤＮＡ断片をアイソトープ化合物で標識してスライドグラス上の染色体ＤＮＡとハイブリダイゼーション（ＤＮＡまたはＲＮＡの分枝が相補的に複合体を形成する事）し、その分子雑種形成部位を蛍光シグナルとして直接染色体上に検出する方法。

《今後の問題》

ＡＲＴはインプリンティング遺伝子が外的影響を受けやすい時期に配偶子や初期胚の分離、処置、培養を行います。培養液に含まれるアミノ酸、葉酸の濃度と血清は遺伝子発現に大きく影響します。マウスによる実験で培養期間の延長とインプリンティング異常の相関が明らかになっています（Maher et al, 2003）[52]。

つまり、胚盤胞移植は一卵性一絨毛二羊膜性双胎だけでなくインプリンティング異常のリスク因子です。いずれにしても、ＡＲＴとインプリンティング異常の関係の詳細な解明と対策の策定はＡＲＴの将来を左右する重要問題です。

（5）ＡＲＴと世代間連鎖

ＡＲＴが生殖機能異常の世代間連鎖という新たな問題の原因になりました。生殖関係の遺伝子異常や染色体異常などの絶対不妊症がＡＲＴで挙児が可能になったことで、遺伝子異常などが継承される事になったのです。代表的なものが造精機能関連遺伝子異常とクラインフェルター症候群に対するＩＣＳＩです。

①クラインフェルター症候群

クラインフェルター症候群の定型的核型は47、ＸＸＹですが、幅広い遺伝的な特性があり、造精機能は低下して無精子症ないし乏精子症を呈します。47、ＸＸＹと46、ＸＹのモザイクの場合は造精障害は低減して男性不妊症の原因になります。無精子症でも精巣内に精子が存在すればＩＣＳＩで挙児が可能です（Harari et al, 1995）[58]。

本症ではＸＸ disomy（ダイソミー：二染色体性）とＸＹ disomy 精子が0.8％前後存在するので世代間連鎖が起こります。実際に47、ＸＸＹ児の出生例が報告されています（Frieder et al, 2001）[57]。

②Ｙ染色体の微小欠失

Ｙ染色体長腕上の特定部位が欠損すると造精機能障害の原因になる事が明らかになり、精子形成関与領域はＡＺＦ（azoospermia factor：無精子要因）と命名されました。さらに無精子症と乏精子症のＹ染色体長腕上の微小欠失と精巣の組織表現型が検討され、男性不妊症では3領域に微小欠失が集中している事が明らかになりＡＺＦａ、ＡＺＦｂ、ＡＺＦｃに分類されました（Vogt et al, 1996）[60]。

ＡＺＦ領域に微小欠失がある高度乏精子症もＩＣＳＩの適応になります。この場合、出生男児に父親と同一の欠失が確認されて世代間連鎖が証明されています（Cram et al, 2000）[61]。出生児の造精機能は確認されていませんが、高度乏精子症の可能性が高いでしょう。しかし、未だ精子形成に関与する関連遺伝子が同定されていないので、原因不明無精子症や高度乏精子症のＡＺＦによるスクリーニングには限界があります。

③生殖機能障害

単一遺伝子疾患の不妊症は原因の遺伝子変異が次世代に伝達される可能性があります。遺伝性ゴナドトロピン分泌不全が原因の不妊症は、男女ともに原因療法のＦＳＨ、ＨＭＧ、ＨＣＧ療法が確立しているので治療上の問題はありませんが、遺伝子疾患として次世代に伝達されます。

ゴナドトロピン関連疾患の常染色体優性遺伝のカルマン症候群（嗅覚低下とゴナドトロピン性性腺機能低下を伴うために第二次性徴は不良ですが、成長ホルモンは、正常に分泌されるため身長などの成長は正常で、あまり病識がありません）は、ＦＧＦＲ１（ＫＡＫ２）遺伝子のヘテロ機能喪失変異で発症しますが（Dode et al, 2003）[62]、常染色体優性遺伝の単独型ゴナドトロピン分泌不全の責任遺伝子は、未だに明らかではありません。カルマン症候群は50％の確率で遺伝します。

３．流産と子宮外妊娠

（１）流産

《流産率》

自然妊娠の流産率は15％前後です。これに対してＩＶＦ－ＥＴとＩＣＳＩの流産率は23

〜25%です。欧米の報告も概ね我が国と同じです（吉村、2010）[43]。このようにＩＶＦ－ＥＴ関連妊娠の流産率が高い原因として、不妊専門医は「母体の年齢が高いためだ」、「ＩＶＦ－ＥＴは早期の流産診断率が高いためだ」、「通常のＩＶＦ－ＥＴと新鮮胚移植の流産率はＩＣＳＩや凍結胚移植より低いので、一緒に算定するのはおかしい」と主張していますが、いずれも究極の不妊治療としてのＩＶＦ－ＥＴの安全神話を崩しかねない不都合な事実を認めたくない〝言い訳〟反論のように聞こえます。しかし、ＩＣＳＩと凍結胚移植の流産率の高さは認めています。

《原因》

　ＩＶＦ－ＥＴ妊娠の流産の原因は、胎児異常流産と子宮異常流産に大別されます。自然妊娠の流産の原因の中で最も高率なのは染色体異常で60〜70%を占めます。ＩＶＦ－ＥＴ妊娠での染色体異常流産は自然妊娠より高率です（Ma et al, 2006）[31]。胎児異常流産の原因として、不妊専門医は母体の高齢化による卵子の老化を重視しますが、私の意見は違います。本章の冒頭で指摘したような大量の排卵誘発剤による不自然な卵胞発育、〝青リンゴもぎ取り採卵〟、卵管内環境とは異なる培養液や培養温度などの培養環境の反自然さ、光の曝露などの異環境、卵子・胚に対する体外操作による物理的ストレスなどの自然妊娠ではありえない各種要因の影響が大きいと考えています。

また、子宮筋腫、子宮腺筋症、子宮奇形などの子宮の異常も流産の原因です。とりわけ子宮筋腫と子宮腺筋症は、ＨＭＧ、ＦＳＨ製剤による卵巣過剰刺激で非生理的レベルに分泌されるエストロゲンによって急激に増大・増悪して正常児流産の原因になります。子宮筋腫が増大して双胎以上の妊娠になると流産リスクは更に高くなります。ＩＶＦ－ＥＴを行う場合に子宮筋腫が存在する場合は、この急激な増大を想定してあらかじめ処置しておくことが重要です。

《不育症》

不育症もＩＶＦ－ＥＴの市場拡大のターゲットです。不育症は染色体異常不育症、自己免疫異常不育症、同種免疫異常不育症に大別されます（図6）。ＩＶＦ－ＥＴの適応になると一部の不妊専門医が主張しているのは染色体異常不育症です。本来はＩＶＦ－ＥＴと不育症は直接リンクしませんが、最近ではＩＶＦ－ＥＴ妊娠の流産率の高さの観点から問題になってきました。

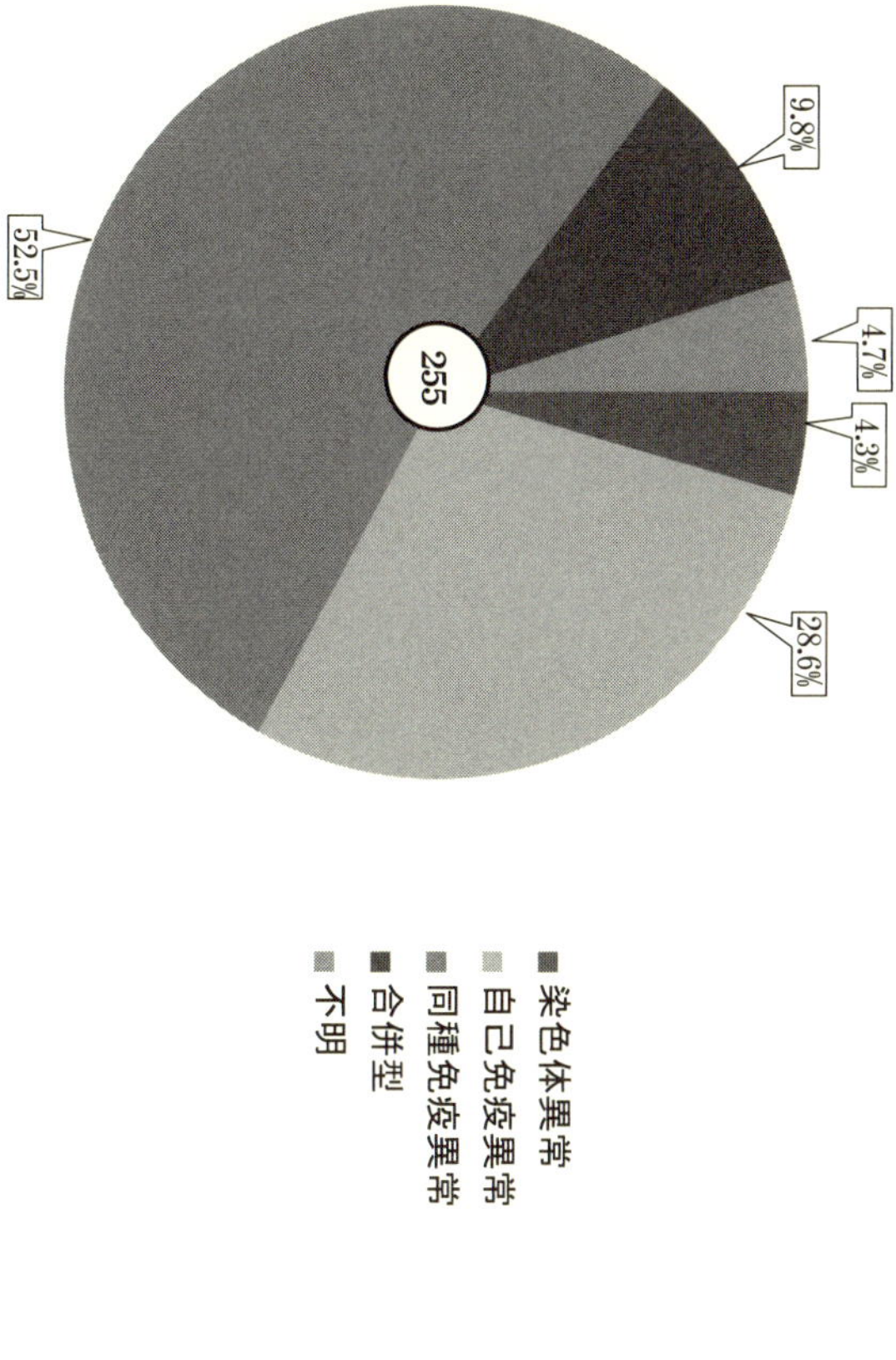
255
9.8%
4.7%
4.3%
28.6%
52.5%
染色体異常
自己免疫異常
同種免疫異常
合併型
不明

図6　不育症の診断率

①染色体異常不育症

［概説］流産の原因になる児の染色体異常には偶発性と遺伝性があります。ＩＶＦ－ＥＴが原因で起こる大半は前者（前述したように男性性遺伝例もあります）で、不育症の原因は後者の転座です。しかし、ＩＶＦ－ＥＴの適応と主張されているのも後者です。転座は遺伝して習慣流産の原因になるので、分割胚の一部を取り出して染色体検査を行って転座が認められない胚だけ移植する治療です。

しかし、私の研究によれば習慣流産患者の夫婦に転座が認められるのはわずか4.3％です（Kano et al, 2004）[63]。このため、不育症の疑いがある場合は罹病率が高い自己免疫異常不育症、同種免疫異常不育症をまず疑うべきです。しかし、最近ではＩＶＦ－ＥＴ中心の不妊専門医はＩＶＦ－ＥＴが原因になる出生可能な偶発性染色体異常（ダウン症候群など）を移植しない事を目的とした〝選別〟目的の本末転倒な検査・治療に力を入れています。

［診断］原因になる転座は染色体の一部または全部が他の染色体に結合する染色体異常です。転座が存在しても遺伝子の情報量に過不足がない場合は精神的、肉体的異常は発現しません。転座の形式には相互転座（均衡型、不均衡型）とロバートソン型転

座があります。相互転座の頻度は全人口比0.2％程度で、均衡型では染色体の部分的な過剰や不足は発生しません。ロバートソン相同型転座（同番号の染色体の全転座）では生児出生は望めません。検査は末梢血から無菌的に採血したリンパ球を用いたG分染法で行います。

［治療］染色体転座の治療法はありません。夫婦のいずれかに均衡型相互転座がある場合の流産率は概ね50％です。このため、転座に起因しない正常児流産を防ぐために、不良卵子妊娠、黄体機能不全妊娠などの卵巣機能不全不妊症が流産の原因にならないために保険不妊治療を並行して行います。ただ、本不育症流産を重ねると子宮が損傷して子宮流産、子宮不妊症のリスクが高まります。このため、不育症で流産した場合は流産胎児の染色体検査が必要です。なぜ生きて出産できなかったのかを調べてあげるのは死んだ子供に対するせめてもの供養です。私は不育症流産胎児の染色体検査は無料で行いました。

　転座流産を阻止するための治療がＩＶＦ－ＥＴによる〝着床前診断〟です。〝診断〟が〝治療〟とは妙な話ですが、ＩＶＦ－ＥＴで胚の染色体核型を調べて、出生可能な胚だけを移植するので〝治療〟と主張しています。極体バイオプシーと割球バイオプシーがあります。前者は母親由来の染色体異常しかわかりませんが、後者では胎児の染色体核型が明らかになります。

しかし、胚にICSIより強い物理的ダメージを与える本法による妊娠は正常核型胚の移植を行っても卵子・胚操作のため流産が多いのです（Ma et al, 2006）[31]。流産の治療のために流産率が高い治療法を選択するのは大いなる矛盾です。私は最近のART医療は商業化が著明で、本治療が〝男女産み分け〟治療に利用されるのではないかと心配しています。

②自己免疫異常不育症

［概要］液性免疫の過剰で自己抗体が産生される病況で、一般的には抗核抗体（ANA）は重視されず、抗リン脂質抗体（APA）が陽性になって血液凝固系異常を発症し、絨毛血管内で血栓が発生して胎児が虚血で死亡する習慣流産が重視されています。著者の研究の診断率は28・6％です（APAは健康保険非適応検査で行いました、Kano et al, 2004）[64]。胎児心拍確認前の妊娠6週以前に胎児死亡となる男児流産が多く、膠原病と関連があり、膠原病感受性HLA遺伝子（表3）保有者に発症率が高くなります（假野、2009）[64]。

［診断］　自己抗体を主因子、凝固因子を補助的因子として診断します。現在不育症で病原性が確認されている自己抗体は抗核抗体と抗リン脂質抗体です。検査法の一覧表を表4に示しました。

1．抗核抗体（ＡＮＡ）

ＡＮＡは細胞核内に存在する複数の抗原物質に対する抗体の総称で、抗ＤＮＡ抗体、抗ＤＮＰ抗体、抗Ｓｍ抗体、抗ＲＮＰ抗体などが含まれ、蛍光抗体法（ＦＡ法）で測定します。40倍以上で陽性と判定します。保険適応検査です。その病原性の詳細は未だに明らかになっていません。

2．抗リン脂質抗体（ＡＰＡ）

ＡＰＡはリン脂質に結合する血漿タンパクを抗原とする抗体で表4に示すように現在10種類の検査方法があります。抗カルジオリピンβ_2ＧＰ1複合抗体（ACA β_2GP1）、抗カルジオリピンＩｇＧ、ＩｇＭ抗体（ACA IgG, IgM）、ループスアンチコアグラント（ＬＡ）、抗フォスファチジールエタノールアミンＩｇＧ、ＩｇＭ抗体（APE IgG, IgM）、抗フォスファチジールセリン抗体（APS IgG, IgM）です。ACA IgG, IgMはブロック血清ないし希釈液に成牛血清と胎児牛血清を使用するＭＥＳＡＣＵＰ法とＳＲＬ法の２Ｅ

表3 病原自己抗体の測定法とcut off 値

自己抗体名	検査法	Cut off値
抗核抗体	FA法	40倍
抗リン脂質抗体		
◆抗カルジオリピンβ_2 GPI複合抗体（ACA β_2 GPI）	YAMASA法	3.5 U/ml
◆抗カルジオリピンIgG, IgM抗体（ACA IgG, IgM）	成牛血清使用ELISA法（MESACUP法）	10 U/ml
◆ループスアンチコアグラント（LA）		1.3 U/ml
◇抗カルジオリピンIgG, IgM抗体（ACA IgG, IgM）	胎児牛血清使用ELISA法（SRL法）	1.0 OD
◇抗フォスファチジールエタノールアミンIgG, IgM抗体（APE IgG, IgM）	キニノーゲン非添加 キニノーゲン添加	IgG: 0.30, IgM: 0.75 IgG: 0.30, IgM: 0.45
◇抗フォスファチジールセリンIgG, IgM抗体（APS IgG, IgM）		1.0 OD

◆：保険適応、◇：保険非適応

表4　膠原病感受性HLA抗原・遺伝子

疾病名	クラスⅠ抗原	クラスⅡ抗原
強直性脊椎炎	B*2704, B*2705	DRB1*0803
ライター症候群	B*2702, B*2705	------
ナルコレプシー	-----	DRB1*1501, DQB1*0602
ベーチェット病	B51, B52, B61	DRB1*0802
慢性関節リュウマチ	A2, A11	DRB1*0401-5
Ⅰ型糖尿病	B54, B61	DRB1+041-5, DRB1*0802
高安病	B*5201	DRB1*1501, DQB1*0601
甲状腺機能亢進症	A*0206	-----
橋本病	A*0207	DRB1*0401
SLE	B39	DRB1*1501, DQB1*0602
クローン病	-----	DRB1*0405, DQB1*0401
潰瘍性大腸炎	-----	DRB1*1502, DQB10601
亜急性甲状腺炎	B35, B67	DRB1*1602, DQB1*0502
川崎病	-----	DPB1*0202

ＬＩＳＡ法があります（假野、2007）[64]。

ＡＣＡ β_2ＧＰ1、ＡＣＡ ＩｇＧ、ＩｇＭ（成牛血清使用ＥＬＩＳＡ法）、ＬＡは保険適応ですが感度が低いので臨床的な価値は高くありません。このため、最初から測定感度が3倍の保険適応にならないＡＣＡ ＩｇＧ、ＩｇＭ（胎児牛血清使用ＥＬＩＳＡ法）、ＡＰＥ ＩｇＧ、ＩｇＭ、ＡＰＳ ＩｇＧ、ＩｇＭのいずれかを調べる事が診断効率が高く結果的に経済的です。ＡＰＡには以下の3病原作用が明らかになっています。①絨毛血管内での血栓形成、②卵子・胚に対する直接障害作用、③凝固因子Ⅶ因子減少作用です。

3．血液凝固関連因子

不育症関連検査にプロトロンビン時間（ＰＴ）、活性化部分トロンボプラスチン時間（ＡＰＴＴ）、凝固Ⅶ因子、プロテインＣ、プロテインＳなどがあります。ＰＴ異常（延長）は凝固Ⅱ因子（プロトロンビン）、Ⅴ因子、Ⅶ因子、ＡＰＴＴ異常は凝固Ⅷ因子、Ⅸ因子の欠損と関係します。プロテインＣはトロンビン系の凝固因子で、プロテインＳはその補酵素です、しかし、以上の凝固系検査が病的異常値を呈する症例は少ないので、本症の検査はあくまでＡＰＡが主役です。

4．膠原病感受性ＨＬＡ遺伝子タイピング

自己免疫疾患の膠原病は現在ではその多くが遺伝性疾患と考えられ、表３のように原因としてＨＬＡ抗原・遺伝子が同定されています。病原遺伝子は民族で差があり世界共通ではありません。以上の抗原・遺伝子を保有していると非妊時にはＡＮＡ、ＡＰＡが陰性でも自己免疫過剰体質のために、妊娠が成立すると以下に説明するTh1/Th2サイトカインバランスが液性免疫側のTh2に傾いて自己抗体が陽性化します。理想的には治療を始める前にＨＬＡ抗原・遺伝子を調べるべきですが、高価な検査なために経済的に無理な場合は既往歴や家族歴で表３の膠原病が確認された場合は妊娠が成立した時点でＡＮＡ、ＡＰＡを調べます。

従来から甲状腺疾患患者に流産が多い事は臨床的に知られていました。当初は甲状腺ホルモンの過多や過小が流産の原因と考えられましたが、甲状腺疾患のほとんどが膠原病のために、自己免疫不育症だったのです。

5．Th1／Th2サイトカインバランス

Ｔｈは T cell helper を意味し、Th1細胞は細胞性免疫を介して主としてＩＦＮ－γを産生してキラーT細胞やマクロファージを活性化します。Th2細胞は液性免疫を介して主としてＩＬ－４を産生してＢ細胞が抗原提示細胞と協力して抗体を産生します。

Th1／Th2サイトカインバランスは（IFN-γ+, IL-4-/IFN-γ-, IL-4+）で算出して8以下で本不育症と診断します。

［治療］

1．抗核抗体陽性不育症

◆西洋医学的治療：副腎皮質ホルモン療法が適応です。しかし、ANA価低下による流産阻止にはプレドニゾロン（プレドニン™、塩野義）にして30〜50mg／日の投与が必要です（高桑ら、1991）[65]。しかし、いつ妊娠するか不明な病況でこのような大量投与を長期間行えば副作用の発現は必至です。私は15mg／日まで投与した経験がありますが、流産阻止には成功しませんでした。この症例の中で投与3か月で副作用（満月様顔貌：moon face）のため中止して、その後、次述の柴苓湯療法で流産阻止に成功した3例の経験があります。したがって、柴苓湯療法は副腎皮質ホルモン15mg療法より優れていることになります。

◆漢方療法：著者はANA陽性不育症に対する柴苓湯療法の有効性を初めて報告しました（Kano et al, 2004）[66]。現時点では唯一の治療法と考えています。ANAの病原作用は明らかではありませんが、柴苓湯の有効機序も明らかになっていません。しかし、次に述べるＡＰＡに対する有効機序と共通する可能性が高いと考えています。

いずれにしても、私の臨床成績から臨床的有効性は明らかです。現在、柴苓湯の薬価収載エキス製剤はツムラ社とクラシエ社の2社から販売されていますが、両者の製剤には構成生薬の種差と量差があります。このため、個体的効能差のために鑑別処方が必要です（Kano et al, 2010）[68]。種差として「朮」が蒼朮（キク科ホソバオケラ：ツムラ社）と白朮（キク科オケラ：クラシエ社）と異なり、量差は五苓散（柴苓湯は小柴胡湯と五苓散の合剤）生薬量がクラシエ社の製剤はツムラ社の製剤より概ね50％（沢瀉のみ20％）多く配合されています。

種差によって両製剤の「証」が異なります。蒼朮は「実」、非「気虚」で、白朮は非「実」、「裏寒」、「気虚」です（假野、2010）[66]。また、白朮はin vitroの動物実験で液性免疫に関係するＩＬ－5の産生抑制作用が明らかになっています。（山岡ほか、2008）[67]。加えて、クラシエ社の製剤は五苓散生薬量が多いので白朮柴苓湯は内胚葉系臓器での利水作用が強力で免疫作用が強力です（Kano et al, 2010）[69]。

2．抗リン脂質抗体陽性不育症

◆西洋医学的治療：本不育症も西洋医学的には副腎皮質ホルモン療法が適応ですが、単独療法の臨床報告はほとんどありません。私の経験ではＡＮＡ陽性不育症と同様に大量療法が必要になるため臨床的意義は低いでしょう。このため、抗凝固作用の低用量アスピリン療法（中・大用量では抗凝固作用はありません）が広く行われ一時は不育症の第一選択治療とされました。

しかし、同療法には原理的に問題がありました。まず、不育症全体でＡＰＡ―凝固系異常が原因の不育症は20％程度と低率です。また、ＡＰＡの病理作用は①絨毛血管内での血栓形成、②卵子・胚・絨毛に対する直接障害作用、③凝固Ⅻ因子減少作用、ですが低用量アスピリン療法は①にしか効能がありません。②、③には抗体量低下治療でなければなりません。さらに、本療法の最大の問題点は、臨床的により高率で出血を伴う切迫流産を発症した場合はかえって流産リスクが高まる事です。不育症流産を阻止するために治療を続行すれば、止血機構を抑制して通常流産の原因になります。流産阻止薬の流産リスク増大は致命的欠陥です。代表的な低用量アスピリン（アセチルサリチル酸）製剤はバイアスピリン™（１００mg：バイエル）とバッファリン配合錠™（81mg：ライオン）です。

低用量アスピリン療法は治療成績が悪かったので次第に行われなくなり、次の凝固療法としてヘパリン療法が台頭しました。不育症専門医の抗凝固療法へのこだわりは尋常ではありません。柴苓湯には見向きもしません。よっぽど漢方が嫌いなのでしょう。

ヘパリンの原料は牛や豚の腸粘膜です。ヘパリンはアンチトロンビン活性化作用で凝固系を抑制してＡＰＴＴを延長します。製剤にヘパリンカルシウム注（カプロシン™：沢井）があります。分子量が大きいので12時間毎に静注か皮下注が必要です。両製剤ともに筋注は血腫の原因になるので禁忌です。その後、低分子ヘパリンのタナパロイドナトリウム製剤（オルガラン™：ＭＳＤ）が開発されました。この製剤も12時間毎に静注します。主作用は凝固Ｘａ因子の抑制です。副作用は血小板減少症、血栓症、骨多孔症などです。12時間ごとに注射のために医療機関に通院するのは負担が重いので自己注射が認められるようになりました。いずれにしても、ヘパリン療法も低用量アスピリン療法と同じ発想の対症療法で、切迫流産リスクは高まります。

　したがって、ヘパリン療法は柴苓湯療法の上に位置する治療ではあり得ません。私は不妊症の適応を無視した「タイミング・ステップアップ療法」と同様に、適応を無視して抗凝固剤をステップアップする治療法は「流産リスクアップ療法」と考えています。

◆漢方療法：本不育症での柴苓湯の有効性を初めて報告したのは高桑ら（Takakuwa et al, 1996）[65]でした。その後、著者らは追試を行い抗体量低下作用による有効性を確認しました（Kano et al, 2004）[66]。また、白朮柴苓湯と蒼朮柴苓湯の個体的効能差も明らかにしました（Kano et al, 2010）[67]、（假野、2010）[68]。蒼朮柴苓湯の抗体量減少機序は藤井ら（Fujii et al, 2000）[70]がin vitroの動物実験でTh1／Th2サイトカインバランス調整作用によると報告しました。

妊娠が成立すると母体の免疫系は非自己の胎児を保護するために同種免疫と関係する細胞性免疫系を刺激するTh1サイトカイン（INF-γ、TNF-α）の産生を抑制して、代償的に自己免疫系と関係する液性免疫を刺激するTh2サイトカイン（IL-4）の産生を促進して結果的に液性免疫優位を誘導します。これに対して蒼朮柴苓湯はTh1サイトカイン産生を亢進してTh2サイトカイン産生には影響を与えずに相対的に液性免疫を抑制してＡＰＡが低下すると説明しました。しかし、私はこの相対性理論には疑問を持っていました。そこに山岡ら（2008）[67]がin vitroの動物実験で白朮のTh2サイトカインIL—5産生抑制作用を報告しました。これで、白朮柴苓湯のＡＰＡ低下作用を合理的に説明できるようになりました。いずれにしても、ＡＰＡ陽性不育症のファーストチョイスは柴苓湯で、同方剤で抗体量が低下しなかった症例に限って抗凝固剤を併用します。

③同種免疫異常不育症

［概略］母体の免疫機構が母児間の免疫乖離を認識できないために胎児を近親児と誤認して細胞性免疫機序で拒絶する習慣流産です。欧米人のように構成民族が少なく混血が進んでいない日本人カップルに多く、胎児心拍を一旦確認した後の妊娠8〜9週に突然心停止して稽留流産となる経過の症例が多数を占めます（假野、2009）[66]。女児流産が多く、私の施設では不育症の52・3％と過半数を占めました（假野7、2009）[66]。

［診断］本不育症の原因は夫婦の免疫関連遺伝子の相似性です。しかし、夫婦が似ていることは〝病気〟ではありません。したがって、検査は保険の適応にはならず自費になります。また、どこの施設でも日常的に調べられない高額で特殊な検査が必要で、不育症専門医ですらその意義と必要性を理解していません。

本免疫系はリンパ球（Ｔ細胞）が体内に存在する自己細胞と非自己細胞をチェックしてウイルスや癌細胞などを非自己細胞と認識すると攻撃性リンパ球（Ｋ細胞）に指示して排除する機構です。胎児は母親にとって非自己の夫の遺伝子を保有しているので本来は免疫的には攻撃、排除されるべき非自己の移植片です。

細胞に感染したウイルス、癌抗原、マクロファージに貪食されたペプチドは、細胞表面のＭＨＤ（主要組織適合遺伝子複合体：ヒトはヒト白血球型抗原：ＨＬＡ）分子に家の表札のように情報提示します。表札をＴ細胞が抗原と認識すると免疫反応が作動して同じペプチドを保有する癌細胞や異物を総攻撃して排除します。自己のＭＨＤを提示している正常細胞やＭＨＤ分子に自らの抗原を提示していない癌細胞はＫ細胞の攻撃を免れます。本不育症で胎児が母親のリンパ球の攻撃を受ける理由は母児接触面の絨毛に母親由来のＭＨＤが提示されていないか、父親由来のＭＨＤを提示しているために非自己と認識されたためです。

1．ＨＬＡ遺伝子

以前はＨＬＡ抗原として検査されましたが、現在ではＳＢＴ法（Sequencing Based Typing）によるＤＮＡタイピングでアミノ酸変異を伴う遺伝子多型を伴う4桁から、伴わない6桁まで検索が可能になりました。ＨＬＡ遺伝子は6番染色体の短腕部に存在します。

私は本不育症を夫婦のＨＬＡ‐Ａ、Ｂ、Ｃ、ＤＲ、ＤＱ、Ｅ、Ｆ、Ｇアリルのタイピングで診断しました。Ａ、Ｂ、Ｃは古典的クラスⅠ分子（Ia分子）、ＤＲ、ＤＱはクラスⅡ分子、Ｅ、Ｇは非古典的クラスⅠ分子（Ib分子）に分類します。クラスⅠ分子はほとんどの有核細胞と血小板の表面に表札として提示されますが、クラスⅡ分子はマクロファージやリンパ球などの限られた細胞にしか提示されません。

クラスⅠ分子は自己と非自己を鑑別する表札で、ＣＤ８陽性Ｔ細胞は同分子の抗原を認識すると活性化して細胞障害性Ｔ細胞（Ｋ細胞）になります。ＣＤ４陽性Ｔ細胞はクラスⅡ分子の抗原を認識すると細胞障害性Ｔ細胞になります。Ｎ－Ｋ細胞はＫＩＲ（キラー細胞免疫グロブリン様受容体）受容体を保持しており、クラスⅠ分子を提示していない細胞を攻撃します。絨毛細胞には古典的クラスⅠ分子は提示されていませんが、非古典的クラスⅠ分子のＨＬＡ－Ｇを提示しているので胎児は攻撃を受けません（Janeway et al, 2001）[69]。

ＨＬＡ抗原の時代は「夫婦が似ている」との観点から、夫婦のクラスⅡ抗原の共有数が問題になりましたが（Aoki et al, 1982）[72]、私は夫の妻と異なる抗原保有数を問題としました。多いほど、夫は妻に対して他人であり夫婦の免疫乖離が大きくなるので流産リスクが低減すると考えたからです。検査技術が遺伝子レベルに及んだ現在では前述の免疫機構からクラスⅡだけでなくすべての遺伝子が関係していると考えるべきです。私の同種免疫異常不育症の診断基準は以下の通りでした。

◇ＤＲＢ１、ＤＱＡ１、ＤＱＢ１：夫婦共有数２個以上、夫固有数２個以下。

◇E、G：夫婦共有数2個以上、夫固有数1個以下。

今後は自己・非自己の鑑別遺伝子の古典的クラスI遺伝子も重視すべきです。ちなみに、私は夫婦のA、B、C、DRB1、DQA1、DQB1、E、G遺伝子がすべて同じ夫婦を5組経験しましたが、治療として後述するリンパ球移植、リンパ球移植・柴苓湯併用療法を行いましたが、1例も生児獲得できませんでした。また、妻がA*2402、B*5201、CW*1202、DRB1*1502、G*010401を保有する症例はリンパ球移植単独では流産阻止はできませんでしたが、柴苓湯の併用で2例の生児獲得に成功しました。この症例はB*5201、DRB1*1502が膠原病感受性HLA遺伝子（表3）で、柴苓湯が有効な事実から自己抗体が陰性でも自己免疫異常的体質と考えられました。

2．リンパ球混合培養試験（MLC）

MHC不適合者同士の末梢リンパ球を混合培養すると、お互いに相手を非自己と認識して幼若化反応を起こします。この現象を利用した検査法で、腎臓・骨髄移植、血小板輸血に際してドナーとレシピエントの適合性診断として行われます。あらかじめドナーのリンパ球をマイトマイシン処理でDNA合成能を阻害しておいて、抗原提示細胞としてレシピエントのリンパ球と混合培養してH^3－サイミジンの取り込みを測定します。また、レシピエント単独のH^3－サイミジン取り込みをコントロールとして抗原提示細胞を加えた場合の幼若化反応との比率（Stimulation Index; SI）を算出します。本不育症の診断は［（AB型血清添加カウント—妻血清添加カウント）／妻血清添加カウント］で算出した抑制効果（Blocking Effect; BE）[74]で診断します。22％以下で同種免疫異常と診断します。

★幼若化反応：通常、成熟リンパ球はそれ以上は分裂・増殖しませんが、特定の抗原に接触すると形態的に成熟前の形態（幼若な細胞形態）になって細胞分裂・増殖するようになる事。

3．N-K細胞

日本語に訳すと〝自然の殺し屋細胞〟というすごい名前を与えられているN－K細胞（Natural Killer Cell）は自然免疫の主要因として作用する細胞障害性リンパ球で、腫瘍細胞やウイルス感染細胞の排除に重要な役割を果たしますが、T細胞と異なるのは事前の感作を必要としないという事です。自らが認識し自ら攻撃します。形態的にはCD3陰性、CD16、CD56陽性の大型顆粒リンパ球です。顆粒内に存在するパーフォリンやグランザイムが障害対象細胞の細胞質内でアポトーシスを誘導します。

前述のように絨毛細胞にはHLA－Gが発現してN－K細胞の攻撃を免れます。このため、両親のＨＬＡ－Ｇの共有制や父親固有数に規定されるＨＬＡ－Ｇの発現状況によってＮ－Ｋ細胞の攻撃に対する防御態勢が変化します。このため、Ｎ－Ｋ細胞と関係する不育症の妊娠予後はＮ－Ｋ細胞活性とＨＬＡ－Ｇの相対関係で決まります。

　Ｎ－Ｋ細胞活性の測定は末梢血から単核細胞を分離して培養細胞のＫ－５６２を$Na_2{}^{51}CrO_4$でラベルします。両者をミクロプレート上で数時間反応させて放出された^{51}Crをγカウンターでカウントします。Ｎ－Ｋ細胞と不育症の関係を初めて報告したのは青木ら（Aoki et al, 1995）[74]で、私は30％以上を不育症の診断基準としました。Ｎ－Ｋ細胞には性差があり、もともと女性は低いのですが、ストレスで高くなります。ストレスが原因の流産は子宮の収縮だけでなくＮ－Ｋ細胞も関係しています。

4．γδＴ細胞とレギュラトリーＴ細胞

　Ｔ細胞は発現する細胞抗原受容体（ＴＣＲ）によってαβＴ細胞とγδＴ細胞に分類されます。前者はリンパ節や脾臓などのリンパ組織と末梢血に多く散在し、後者の多くは粘膜上皮などの生体防御の最前線に存在しています。αβＴ細胞は機能面からヘルパーＴ細胞、キラーＴ細胞、レギュラトリーＴ細胞に分類します。γδＴ細胞はＭＨＣ受容体に結合していない無傷の抗原を認識し、レギュラトリーＴ細胞はＣＤ４、ＣＤ25を発現して他

のT細胞活性を抑制する特殊なリンパ球です。

私は同種免疫異常不育症は父親ないし母親から子供に生体肝移植を行った場合に発生する拒絶反応と似た免疫機序で胎児が拒絶されると考えました。生体肝移植で免疫寛容に関与するのはVδ1細胞とCD4;CD25^{high}T細胞です。私は同種免疫異常不育症では前者が重要と考えています。Vδ1細胞はN－K細胞と似た機能がありますが、多くは腸管内に存在して末梢血に存在するのは少数です。よく似た受容体を有するVδ2細胞との比率が0・05以下で同種免疫異常と診断します。一方、CD4;CD25^{high}T細胞の診断基準は1％以下です（假野、2011）[75]。

5．抗HLA抗体

妻の免疫系は精液中の夫のリンパ球などに感作されて妻が保有していないMHC（HLA）分子の抗体を産生します。クラスⅠ抗体、クラスⅡ抗体が測定できます。私はかってはクラスⅡ抗体を重視しましたが、今ではクラスⅠ抗体も重視すべきだったと反省しています。抗体が産生されるという事は母児間の免疫乖離は確認されているので、胎児は近親児として拒絶されません。

本検査はMLCと同系統の検査ですが、妻だけの採血でよい、false positive（偽陽性）

が少ない、治療のリンパ球移植の治療効果を判定できる、などの点でＭＬＣより優れています。本抗体が陽性の場合は妊娠が成立するまでリンパ球移植の必要はありません。検査方法は精製ＨＬＡ抗原をコーティングした直径２〜４μｍのμビーズに結合する抗ＨＬＡ抗体ＦＩＴＣ標識抗ヒトIgG Frcで蛍光標識して、フローサイトメーターでクラスⅠ抗体、クラスⅡ抗体を検出します。

［治療］

1．夫リンパ球移植

本治療法の有効性はテイラーとフォーク（Taylor and Fauk, 1981）[76]が初めて報告しました。その後、多くの報告（Mowbray et al, 1985）[77]が続き、本不育症の治療として一旦は定着しました。ところが、world wide の臨床研究（1994）[78]の流産阻止率がコントロールに比較して有意差がないとの報告が契機になって無効説（Ober et al, 1999）[79]が大勢となり、ついにアメリカ食品医薬品局（ＦＤＡ）が本療法を利潤目的の治療と決めつけて禁止する事態になりました。

しかし、私はこの一連の経緯のきっかけになった二論文の研究方法に大きな疑義を抱きました。まず、夫リンパ球移植の適応は自己免疫異常を合併しない純粋型同種免疫異常不

図7　原発性純粋型同種免疫異常不育症のリンパ球移植後の初回妊娠の最終経過

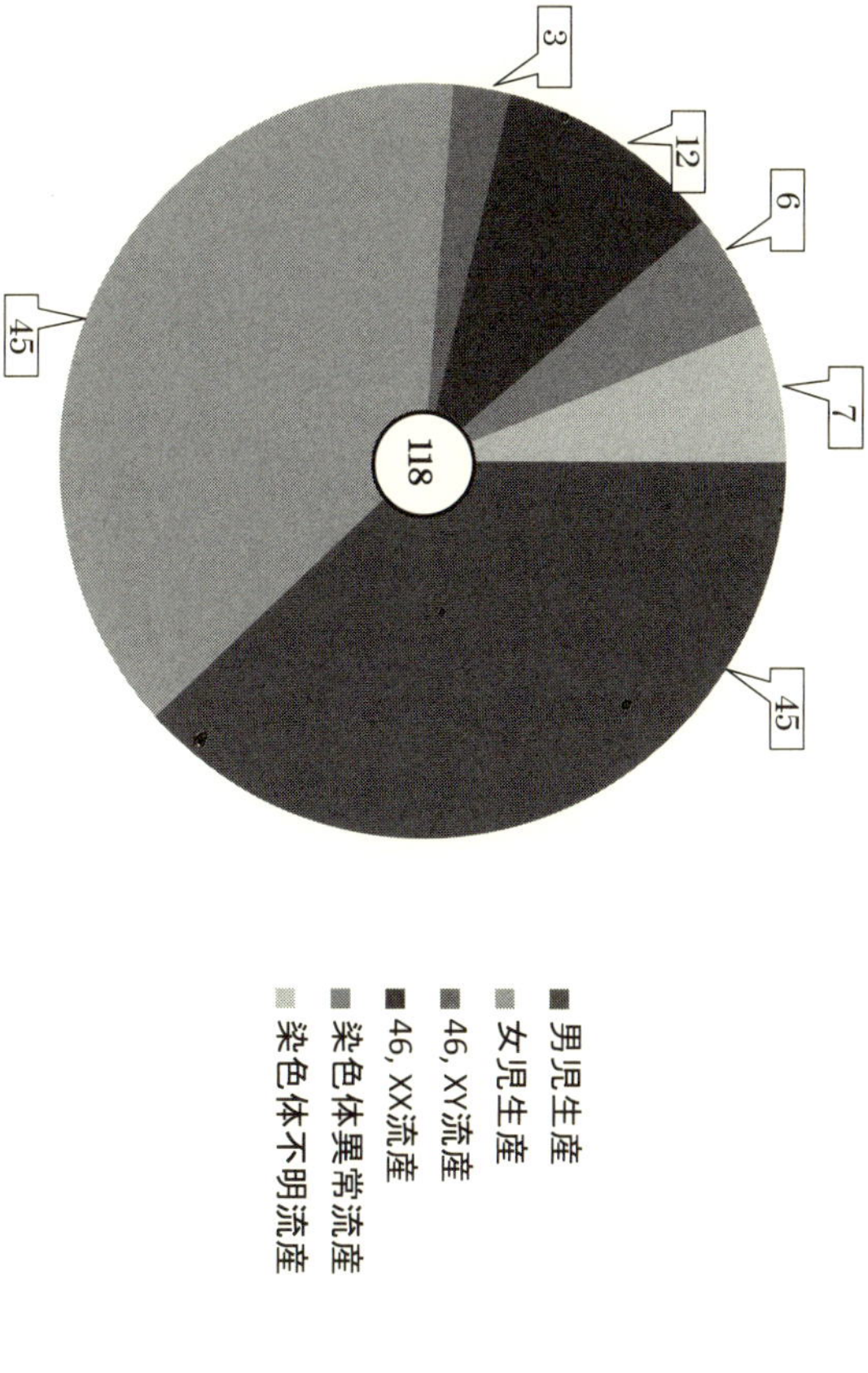

育症ですが、その診断基準が曖昧です。前述した不育症検査を網羅していないので治療対象は「同種免疫異常不育症」ではなく「原因不明不育症」としています。しかし、本当に原因不明かが疑わしいのです。特に抗リン脂質抗体の検査が不十分で、本書で説明した高感度検査を行っていれば陽性例が少なくなかった可能性が高いと考えられます。その場合は自己免疫異常が悪化する禁忌例にリンパ球移植を行ったことになります。タンパク質摂取量が多く混血が進んだ欧米人は自己免疫異常が多く、民族的に混血が進んでいない日本人には同種免疫異常が多いのです。

また、最大の問題点は流産児の染色体検査を行っていない事です。不育症治療の無効は正常染色体児流産で診断します。したがって、染色体異常流産が否定できないのでほんとうに無効だったのかが確定できません。図4に示すように私の施設での対染色体正常流産阻止率は85・7%（対全流産：79・6%）と高率です（図4、假野、2011）[73]。正常染色体流産に女児が多い事実は本不育症に女児流産が多い事（Kano et al, 2000）[80]と関係します。

なお、私はリンパ球移植の world wide 無効論文を掲載した学術誌（米国生殖免疫学会誌）に「リンパ球移植は有効である」と結論した論文を投稿して受理されました（Kano et al, 2007）[81]。いずれにしても、夫リンパ球移植は適応を誤らなければ、正確に診断した同種免疫異常不育症の第一選択治療であることは疑う余地はありません。

私のリンパ球移植の方法は夫から80mlの血液を採取してフィコール液を用いて遠心分離(Kaono et al, 2000)[78]した後に四分割して、移植片宿主病（ＧＶＨＤ）予防対策としてリンパ球の生物活性を奪うためにX線を照射します。本来なら線源照射が必要ですが、民間施設では不可能なので、安全性のバックアップとしてマイナス35度で3日以上凍結しました。

移植は妊娠を企画した時点で開始し、2週間毎4回をワンクールとします。妊娠が成立した場合は1回量を倍にして妊娠12週まで2週間毎に移植します。妊娠が成立しない場合は最終移植1か月後に抗ＨＬＡ抗体を調べて陰性の場合は3か月の間隔を開けて妊娠成立まで繰り返します。抗ＨＬＡ抗体が陽性化した場合は妊娠が成立してから同じ要領で追加免疫します。なお、2クール以上追加免疫を行った場合は自己抗体が陽性になる事があるのでＡＮＡ、ＡＰＡを抗ＨＬＡ抗体と同時に測定します。陽性化した場合はリンパ球移植は中止して後述の柴苓湯療法に切り替えます。夫リンパ球移植の禁忌は自己抗体陽性例と夫がB型、C型肝炎などの病原ウイルスキャリアーの場合です。

2. ピシバニール療法

リンパ球分離が技術的に煩雑なためにリンパ球移植に代わる免疫療法として考案されたのがＯＫ－４３２（ピシバニール™：中外）療法です。ピシバニールはストレプトコッカス・ビオゲネス（Ａ群３型）Su株（溶連菌の一種）のペニシリン処理凍結乾燥末で増殖不能ですが生菌です。生理的食塩水に溶解して筋注、皮下注、皮内注で投与します。薬価収載時は胃癌、頭頸部癌、甲状腺癌に有効とされましたが、満足すべき臨床成績が得られなかったために現在ではあまり使用されていません。作用機序は炎症を人工的に惹起して免疫細胞を活性化してサイトカイン産生を促進する事とされています。

　しかし、私は本不育症に対して本療法が提唱された時に以下の二点に著しい違和感を抱いたので実際に行ったことはありません。第一は妊婦に生菌の抗癌剤を注射する事に強い抵抗感がありました。第二は免疫療法の〝免疫〟の意味がリンパ球移植と原理的に違うと考えたからです。ピシバニールの免疫作用は主として細胞性免疫を賦活してKiller-T細胞やＮ－Ｋ細胞を活性化する事で癌細胞を攻撃・排除します。しかし、細胞性免疫機構が活性化すると同種免疫異常は悪化します。一方で液性免疫機構が活性化すると自己免疫異常を発症します。夫リンパ球移植の〝免疫〟の意味は夫婦間の免疫的乖離を妻の免疫系に認識させることです。

3．γ－グロブリン療法（IVIG）

不育症へのＩＶＩＧ療法は The German RSA/IVIG group が初めて行いましたが (1994)[82]、有効性は未だに確定していません。γ－グロブリン製剤はヒト末梢血から血球成分を除いて免疫グロブリンを化学的に純化したほぼ純粋な IgG 製剤です。その有効機序は Th1 サイトカインとＮ－Ｋ細胞活性の抑制にあると考えられています (Kwak et al, 1996)[83]。

製剤としてグロベニン™（日本製薬、５０００mg：４７１４２円）があります。妊娠が成立してから1日20ｇ5日間静脈投与します。薬代だけで９４２８４０円になります。このため、コスト面を十分に説明して患者の同意を得たうえで、リンパ球移植・柴苓湯併用療法が無効なＮ－Ｋ細胞活性が高い症例に限って適応とします。

4．漢方療法

同種免疫異常不育症の第一選択治療は夫リンパ球移植です。私はリンパ球移植を行いたくても諸般の事情でできなかったためにやむを得ずに柴苓湯療法を行った5例の臨床経験があります (Kano et al, 2010)[84]。ピシバニール療法は先ほど述べた理由で最初から選択肢にはなりませんでした。γ－グロブリン療法は経済的に患者に気の毒でした。柴苓湯療法を選択した理由は自己免疫異常・同種免疫異常合併不育症で少なくない流産阻止例の経験があったので有効性を確信したからです。

全て3回以上の初期流産の既往を有する原発性純粋型同種免疫異常不育症でした。1例目は夫がB型肝炎、2例目はC型肝炎ウイルスキャリアーのリンパ球移植禁忌症例でした。柴苓湯（蒼朮製剤）の病名療法を行いました。3例目は夫リンパ球移植を始めようとしていた矢先に、夫のインドネシア出張が決まったために治療を夫の帰宅後に延期しました。ところが夫の出国後2週間目に妊娠していることが判明しました。採血のために夫の一時帰国を説得しましたが、遠隔地故叶いませんでした。やむを得ずに柴苓湯の蒼朮製剤による病名療法を行いました。4例目は個人的信条で輸血行為を拒否しました。「リンパ球移植より流産する可能性が高い」と説明して同意を得たうえで柴苓湯の白朮製剤の随証療法を行いました。5例目は夫がB型肝炎のウイルスキャリアーの禁忌例でした。この時点で自己免疫異常不育症で明らかになっていた柴苓湯の白朮製剤の病名療法（假野、2010）[75]を行いました。5例全てが生児分娩を果たしました。この事実から柴苓湯が純粋型同種免疫異常不育症に有効な事は明らかです。

リンパ球移植にも拘らず流産阻止を果たせなかったのは図4に示すように正常染色体児

流産は14・3％でしたが、正常染色体児流産に対してリンパ球移植を単純に繰り返すのは賢明ではありません。このような症例は夫婦のHLA遺伝子の相似性が強い（特に46、XX流産）か、妻がA*24.2, B*5201, DRB1*1502, G*0101401遺伝子を保有していることが多いのです。前者は重症同種免疫異常、後者は自己免疫異常素因が高いと考えられます。このような症例には私は柴苓湯（白朮製剤がよいでしょう）を併用したリンパ球移植を行いました。この結果、後者の治療成績は満足すべきものではありませんでしたが、前者は70％前後の流産阻止率を得ました。

④自己免疫・同種免疫異常合併不育症

　自己免疫異常不育症の治療原則は液性免疫の抑制で、同種免疫異常不育症は細胞性免疫を抑制するための免疫刺激です。免疫の抑制と刺激を同時に果たす単独治療法は西洋医学には原理的に存在しません。

　しかし、漢方方剤には、例えば五苓散のように身体の病況に応じて脱水症と溢水症といった正反対の病態に対して利水、利尿作用を果たす両面的薬理作用があります。私は免疫調整作用がある小柴胡湯と水・電解質調整作用を有する五苓散の合方方剤の柴苓湯に免疫両面作用を期待していましたが、先の自己免疫異常と同種免疫異常に対する有効性で証明されました。市販されている柴苓湯には蒼朮柴苓湯（１日投与量に生薬相当40・０ｇを含有、ツムラ社）と白朮柴苓湯（同46・５ｇ、クラシエ社）がありますが、虚実、裏寒（假野、2010）[85]を重視した随証療法で両方剤の自己免疫異常・同種免疫異常合併不育症の有効性を比較検討しました（Kano et al, 2010）[75]。この結果、前者の流産阻止率は65・４％で、後者は82・３％でした。また、この白朮柴苓湯の流産阻止率は自己免疫異常不育症に対する私の報告（Kano et al, 2004）[64]より高率でした。以上の結果より、柴苓湯の自己免疫異常・同種免疫異常合併不育症への有効性と白朮柴苓湯の効能優位は明らかです。

（２）早産

ＩＶＦ－ＥＴ妊娠の37週未満の早産率は28・２％で自然妊娠の約５％と比較して5.6倍です。ＩＣＳＩや凍結融解胚移植でも同様に高率です。その原因は主として多胎妊娠が多いためと考えられてきましたが、ポイケウスら（Poikkeusu, 2008）[86]によれば、１０５２例の１個胚移植妊娠の６～12％が早産、４～６％が低体重出生児で２個胚移植より低率ですが、自然妊娠との比較では依然として高率です。

平成14年の日本産科婦人科学会の生殖・内分泌委員会の報告[87]でも単胎妊娠でも一般集団に比較してＩＶＦ、ＩＣＳＩによる早産・低体重出生率は高率です。多胎妊娠の高早産率は出生体重２５００ｇ未満の低体重児出生にリンクし、多胎妊娠での低体重出生率は80％超です[88]。さらにＡＲＴでは複数胚着床に起因する多胎に加えて、一卵性双胎が3.2％と自然妊娠０・45％の7.1倍で（Wenstorm et al, 1993）[89]で、これも早産リスクを高めます。

（３）子宮外妊娠

《頻度と対策》

ＩＶＦ－ＥＴでは子宮外妊娠が高率です。自然妊娠では１％前後ですが、体外受精は２～５％と２～５倍です[90]。しかし、例によって妊娠経過不明例が多いので実態はもっと高率と考えられます。リスクファクターには一側卵管閉鎖、子宮外妊娠の既往、卵管溜水腫の存在、卵管采部癒着、骨盤内感染症の既往、子宮筋腫核出術後が指摘されています。

予防対策としてＩＶＦ－ＥＴ実施前の予防的卵管切除術が提案されています。卵管溜水腫は着床率の低下と流産率の上昇要因ですから卵管切除術の適応と考えられています。しかし、子宮外妊娠の予防のために子宮外妊娠と同じ術式の卵管切除術を行う事には違和感がぬぐえません。仮に卵管を切除しても子宮外妊娠の中で経過が急激でリスクが高い間質部妊娠を完全に予防できません。胚移植時にETチューブ先端を子宮底から若干離す事や、注入培養液量を減らすことで予防可能としています（Pope et al, 2004）[91]。身体への侵襲が低いので対策といえます。

胚盤胞移植は分割胚移植と比較して子宮収縮の頻度が減少する、胚盤胞は分割胚より直径が大きいので卵管に侵入する確率が低い、子宮腔内での浮遊時間が短い、等の理由で子宮外妊娠の確率が低いと推測されていますが、臨床統計で証明されている訳ではありません。子宮外妊娠の予防のための胚盤胞移植はインプリンティング異常や双胎間輸血症候群のリスクが高い一絨毛膜二羊膜性一卵性双胎の原因になるので、リスクを低減するために他のリスクを被る培養時間の延長は合理的ではありません。

《子宮内外同時妊娠》

ＩＶＦ－ＥＴでは自然妊娠では極めてまれな子宮内外同時妊娠を発症します。自然妊娠での発症率は０・００３％程度ですが、ＩＶＦ－ＥＴ妊娠では約１％と実に３３３倍の確率です。最近では1胚移植が多くなってきたので発症率は減少してはいますが、２００７年の調査ではコンベンショナルＩＶＦ－ＥＴ５６３例に1例（０・18％）、ＩＣＳＩ１２

5例に1例（0.8%）、凍結融解胚移植1994例に1例（0・05%）と自然妊娠に比較して圧倒的に高率です。リスク因子は多数胚移植、子宮底に近い胚移植、卵管への注入、子宮収縮や移植後の子宮内膜出血に起因する卵管への流入、培養液過多など単独子宮外妊娠と同じです。

子宮内妊娠の予後は比較的良好ですが、子宮外妊娠の手術を受けなければならないので朗報とはいえません。胚盤胞1個移植が最大の対策ですが、子宮外妊娠予防のために胎児リスク増大原因になる培養時間の延長は疑問です。

4．生後発育と発達への影響

体外受精妊娠出生児の生育実態については欧米では大規模調査が行われていますが、我が国ではほとんど実施されておらず、わずかに2005年に日本受精着床学会の5歳児809例を対象にした身体発育、精神発達、先天異常の調査があるのみです（市川、ほか、2006）[92]。

（1）身体発育

日本受精着床学会の報告は出生児の身体発育状況を5歳に至る7時期の体重と身長の増加を解析しています。どの時点でも平均体重と平均身長は男女ともに同年の厚生労働省の全国調査の50パーセンタイルの近傍に収まっているので、自然妊娠出生児と同程度の発育と結論しています（市川、ほか、2006）[92]。

同報告が特に問題にしたのは低体重出生児です。生下時体重別に区分した児の体重と身長の発育状況を追跡していますが、一番重要な超未熟児（出生時体重１０００ｇ未満）と極小未熟児（１０００ｇ以上１５００ｇ未満）は症例数が少ないので統計的な検討が不可能でした。超未熟児の体重は男児では5歳の時点で成熟児と差がないのに対して、女児は下回りました。身長は男女ともに差がなかったとしています。極小未熟児は男児の体重は1.5歳時点で、女児は3歳時点で成熟児と差はなくなりますが、身長差がなくなるのは5歳としています。

（2）精神発達

ＩＶＦ－ＥＴ妊娠出生児の精神発達の報告は我国ではないに等しい現状です。欧米では欧米では卵子や胚への操作が多い事を危惧してＩＣＳＩ妊娠出生児の報告が多く、自然妊娠出生児と差がないとの報告（Leslie et al, 2003）[91] とＩＣＳＩ妊娠出生児に社会適応能力や精神発達指数の遅れが多いとの報告（Bowen et al, 1998）[92] が相半ばします。先の日本受精着床学会の調査ではＩＶＦ－ＥＴ妊娠出生児と自然妊娠出生児と精神機能に差がないとしています。しかし、小児科や精神科の臨床現場ではＩＣＳＩ妊娠出生児の探索指数と社会指数が低い事が知られています。探索指数は新しい事に挑戦する精神機能で、低いと自閉症の可能性が高くなります。

　このような症例について生殖医療担当医はＩＶＦ－ＥＴ妊娠出生児の養育は親の過度の感情移入が児の心理や精神機能の発育に影響を与えるためとの過保護説を主張しています。しかし、この過保護説は生殖医療担当医の自らの仕事に対する自負心が強すぎます。一方で、ＩＶＦ－ＥＴ妊娠で多い多胎児の10％は虐待を受けているとの虐待説があります（Tanimura et al, 1990）[95]。また、ＩＶＦ－ＥＴ妊娠出生児は単胎・多胎を問わず脳性麻痺のリスクが高いとの報告（Hvidtjorn et al, 2008）[96] もあります。さらに、児に障害がなくても、早産や低体重児の場合は母親が自責の念を募らせて、育児書通りに発育しないと不安を感じて母児関係に不具合が生じます。加えて、ＩＶＦ－ＥＴと関係がない合併症が養育上のストレスを増長して児への否定的な感情が増すと言われています。

いずれにしても、自閉症の少なくない症例は発達障害です。発達障害の原因は脳の先天的器質異常で、幼小児期の過保護や虐待が原因の精神疾患は人格障害です（假野、2014）[97]。今後は産婦人科医ではなくて小児科医や精神科医によって真相が明らかになるでしょう。

第五章　適応に従わない体外受精が無効な確かな証拠

私はＩＶＦ－ＥＴを行った症例が自然周期（漢方薬を服用しました）に自然妊娠した症例を多数経験しました。すべての症例が他の施設でＩＶＦ－ＥＴを受けたと言いたいところですが、穴があったら入りたい程恥ずかしい話ですが1例だけ自施設の症例が含まれています。油性造影剤による子宮卵管造影、通水、通気検査で自然妊娠不可能な重症両側卵管采部癒着と診断した症例です。機械式通水療法を1年近く行いましたが改善傾向が認められませんでした。

卵巣機能は漢方薬で正常に維持され、ヒューナーテストは毎月良好でしたので卵管性不妊症と診断してコンベンショナルＩＶＦ－ＥＴを行いました。良好胚を3個移植しましたが、妊娠が成立しませんでした。ところが漢方薬だけ投与して他の治療は何もしなかった翌月に自然妊娠が成立したのです。採卵行為で附属器に物理的な刺激が加わり、卵管采部癒着が一部剥離して卵管采部の採卵能力が改善した可能性もありますが、私の卵管不妊症の診断が甘かったのです。ＩＶＦ周期の次の周期の妊娠でしたので心配しましたが、妊娠・分娩経過は順調で、出生した子供に現在まで特段の異常が認められていないのでほっとしています。

このような経緯を踏まえて卵管不妊症や男性不妊症の適応を無視して「原因不明不妊症」を適応として行われる「タイミング・ステップアップ療法」から始まって「スーパー・ステップアップ療法」に展開するクロミフェン療法、ＡＩＨ、コンベンショナルＩＶＦ－ＥＴ、ＩＣＳＩは治療成績が漢方薬単独に劣るだけでなく母体と胎児に対するリスクがある事を証明する確かな証拠になると考えて学会誌に症例報告（假野、ほか、2007）[98]した劇的2症例を最後に紹介します。

この2症例は偶然にも同じ33歳で同年同月に私のクリニック（医療法人假野クリニック：２０１１年閉院）を受診しました。基本的な不妊症の系統的検査はそれぞれステップアップ療法を行った不妊専門大規模診療所で受けていました。卵管不妊症は否定され、配偶者の造精機能は正常でした。治療経過は両人ともに判で押したような典型的な「タイミング・ステップアップ療法」、「スーパー・ステップアップ療法」でした。クロミフェンによるタイミング療法から治療を開始していますが、6か月経過しても妊娠が成立しなかったので、

ＡＩＨにステップアップしました。両人ともに頸管粘液を自覚できた最初の2か月のヒューナーテストは良好と説明されています。ＡＩＨでも妊娠が成立しなかったので〝究極の治療〟と説明されたＩＶＦ－ＥＴにステップアップすることになりました。

一方の患者さんは2周期コンベンショナルＩＶＦ－ＥＴを、さらに1周期はＩＣＳＩにスーパー・ステップアップしましたが、受精・分割はしたものの着床に至りませんでした。もう一人の患者さんはコンベンショナルＩＶＦ－ＥＴを9周期行い1回着床しましたが早期流産に終わっています。8回は受精・分割はしましたが着床しなかったのでＩＣＳＩにスーパー・ステップアップしています。

しかし、ＩＣＳＩ周期は未受精でした。両人ともに妊娠周期を含めてＥＴ時の胚のグレードはヴィーク（Veeck et al, 1983）[99] 分類の4ないし5と不良でした。主治医から胚の分割グレードの不良について「卵が悪いのが原因です、あなたの卵巣にはよい卵が残っていません」と説明されています。優良卵子枯渇の診断は「妊娠不可能」の予後不良診断（病気が治らないとの診断、通常の病気は死を意味します）を受けたことになります。

33歳ですから「まだ自分は若い」と考えた二人は漢方薬に最後の望みを託して、私のクリニックに受診してきました。「優良卵子がなければ漢方療法も何の意味もありませんよ。

貴方の年齢でも優良卵子がなくなる人は少なくありません」と厳しめに説明して、八綱、気・血・水弁証法（假野、2010）[85]で一人に加味逍遙散（白朮製剤：假野、清水、2008）[100]を、もう一人には当帰四逆加呉茱萸生姜湯を投与したところ、一人は1か月後、もう一人は3か月後に妊娠が成立して39週と40週で正常分娩しました。この2例の経過で明らかな事は、胚のグレード不良は卵子不良が原因ではなく、ＩＶＦの卵子や胚に対する各種操作、培養液、培養温度、光の曝露、卵子操作等の〝反自然的要因〟が胚のグレードを劣化させたという事実です。この2症例は適応を無視して排卵周期に行うクロミフェンを第一選択薬とする「タイミング・ステップアップ療法」は不妊治療の泥沼化の始まりであることを端的に示した動かぬ証拠です。

◆結論：適応を無視した体外受精は有害である。

現在、我が国の出生児の56人に1人はＩＶＦ－ＥＴ妊娠児です。この事実はＩＶＦ－ＥＴの爆発的普及を意味します。今や、ＩＶＦ－ＥＴを行わずに保険不妊診療だけの婦人科クリニックは、不妊クリニックとは言えないような雰囲気になっています。この現状は私のような批判意見が少ないために、医療技術の進化と前向きに評価されているためと考えられています。〝前向き評価〟はマスメディアに著明です。

現在、わが国の少子高齢化は深刻な社会問題になっています。このような現状もあって、挙児を希望する夫婦に対する医療の進歩は誠に喜ばしい事と受け止められているのは当然かもしれません。しかし、医療の進化は〝進化のための進化〟であってはならず、最新の医療技術は難病の克服に必ず貢献しなければなりません。婦人科以外の領域でも医療技術は急速に進化しています。しかし、なかには首をかしげたくなる〝進化のための進化〟医療技術が少なくありません。

例えば、腹部疾患に行われる内視鏡手術です。内視鏡手術は外表的に大きな手術痕を残さないといった美容的効果には確かに優れていますが、視野が狭いために悪性腫瘍に応用すると取り残す可能性があり大出血が起こった場合は結局開腹しなければならなくなります。加えて腹・胸腔内に気体を挿入しなければならないので栓塞などの命にかかわるアクシデントが起こるリスクが開腹（開胸）手術より高くなります。

最近、米国で腹腔鏡による子宮筋腫核出手術で併発した子宮肉腫を拡散させたために禁止されたと報じられました。内視鏡手術の急速な拡大によって、脳、気管支、血管などの微小部位を除けば、外科的治療が適応の疾患の治癒率アップに貢献しているとは言えません。内視鏡手術の普及は経済的な理由からです。同じ手術でも開腹手術より内視鏡手術の健康保険の診療報酬が倍近く配点されているからです。皆さんは病院、医師は儲かっていると考えているでしょうが、実際は、人件費（特に看護師などの国家資格を有する職員）や設備投資の高騰や薬価差益の減少などで経営環境が悪化して大学病院を除けば病院経営はどこも経営状態がよくありません。他の業界も同じですから世相を反映しています。

このため、外科病院は売り上げを上げるために、点数が高い内視鏡手術を強く志向します。内視鏡手術は大学病院の収益アップにも貢献しました。病院の開設者と管理医師は経

◆結論：適応を無視した体外受精は有害である。

営者ですから、経営的観点から当然の対応で非難できません。診療報酬を決めた当局に責任があります。このため、教育機関の大学病院でも外科部門の専門医は内視鏡手術の習得に熱心で、〝コンベンシャル〟な手術をおろそかにする傾向が強くなり、若い外科医は開腹手術ができなくなりつつあります。私が大学を卒業した頃は研修医を終了した外科医が最初に主治医になる手術は〝もうちょう（虫垂切除術）〟と〝だっちょう（鼠径ヘルニア形成術）〟でした。ところが、最近では内視鏡手術が優先されるようになったために、それらの開腹手術ができる医師が少なくなっています。

このような話があります。私の友人が開業医に〝もうちょう〟の診断を受け、緊急手術のために開業医の出身大学の消化器外科に紹介されました。大学病院に受診すると消化器外科の教授は「〝もうちょう〟はこの数年したことがないのでできる病院を紹介する」と市民病院に紹介されたというのです。他の大学でも同じような状況と聞いています。このため、近い将来は〝もうちょう〟と〝だっちょう〟の緊急開腹手術は中国か韓国に行かなければならないといわれています。

しかし、緊急手術は渡航したのでは手遅れです。〝もうちょう〟で命を失いかねません〝もうちょう〟にも内視鏡手術があります（11470点、開腹手術：6210点）。しかし、点数が低いのと緊急手術に適していないので（予定手術でないと器具の用意が大変です）大学病院ではあまり行いたがりません。大病院は１１４７００円の手術などしないのです。点数設定が合理的ではないために保険医療制度が歪んでしまいました。しかし、いろいろ問題はありますが、外科は適応を無視する事はありません。保険診療は適応を無視すれば診療報酬支払機関や国保連合の審査委員に査定されるからです。不妊診療でＡＲＴが盛んになったのは同じように経済的な理由ですが、最大の問題点は外科と違って適応を無視していることです。

　エドワーズとステプトーはＩＶＦ－ＥＴを卵管不妊症の治療として開発しました。しかし、保険適応ではないので適応を無視しても診療報酬支払基金の審査委員に査定される事はありません。この意味でもＡＲＴは保険診療とすべきです。普及するにつれて新技術のＩＣＳＩが男性不妊症にも有効な事が明らかになりました。乏精子症に対するＡＩＨの治療成績が非常に悪かったので患者さんにとって朗報でした。ここまでの経過は問題ありませんでしたが、この後、歪み始めました。

　不妊症の中で卵管不妊症は35％前後とあまり多くありません。この中には通気・通水療法、手術療法で妊娠可能な症例が少なくありません。ＩＶＦ－ＥＴの適応になる重症例は半数以下でしょう。現状のように施設が過剰になると卵管不妊症と男性不妊症だけでは需要が足らずに供給過多になってしまいました。このため市場の開拓の必要に迫られました。

そこで、最も患者が多い卵巣機能不全不妊症に目がつけられたのです。この中には自然妊娠が可能な正常者も多く含まれます。もとより、卵巣機能は毎月異なります。不妊治療なしで自然妊娠する人でも卵胞の発育、排卵、黄体機能の正常な維持といった一連の卵巣機能が正常で妊娠可能な周期は1年に2～3回です。このため、「タイミング・ステップアップ療法」のなかで排卵周期（正常者）の人にクロミフェン療法を行うことは一応納得できます（私は頸管粘液減少作用と子宮内膜菲薄化作用を嫌って漢方療法を優先しました）。正常者にクロミフェン療法を行えば最初の3か月は正常者の正常周期の確率論から自然妊娠より妊娠率が高くなる可能性はあります。しかし、たったの3か月です。

その後はクロミフェンの頸管粘液減少作用は必然的にヒューナーテストを劣化させるので6か月以上投与すると医原性の〝子宮性不妊症〟を発症します。子宮内膜菲薄化も着床障害の原因になる子宮不妊症です。もともと抗エストロゲン剤のクロミフェンは避妊薬として開発されました。子宮不妊症になった場合は、クロミフェンを止めればいいのですがＡＲＴ専門医は後戻り（ステップバック）しようとはしません。あくまでステップアップ

◆結論：適応を無視した体外受精は有害である。

です。このため子宮不妊症を適応にＡＩＨにステップアップします。

しかし、子宮内膜菲薄化の治療にはなりません。自費診療のＡＩＨはＩＶＦ－ＥＴが開発されるまでは不妊専門医療機関のドル箱でした。しかし、ＡＩＨの妊娠率が低いのは不妊専門医なら誰でも知っています。その理由は自然妊娠の場合は女性のオルガスムスによって、子宮と卵管の運動が精子通過機能を高めるためです。時には卵巣機能にも好影響を与えます。しかしＡＩＨは居心地が悪く硬い内診台で医師が機械的に子宮内に精子を注入するだけです。しかし、産婦人科医には診療、研究にセックスを搦めてはいけない不文律があります。このため、ＡＩＨの妊娠率の低さの理由を表立って言えません。ＡＩＨを究極の不妊治療にしておくには大変都合が良い事だったのです。このため、「タイミング・ステップアップ療法」のＡＩＨは単なる通過儀式の意味合いが強くなります。自費診療は保険診療に縛られずに自由に価格を設定でき、単価が高いためにクリニックの収益率が上がるので〝究極の不妊治療〟に祭り上げておく必要があります。

しかし、造精機能正常者に行うとかえって妊娠率が低くなるＡＩＨは〝究極の不妊治療〟にはなり得ませんでした。しかし、正常夫婦に行ってもＡＩＨ程妊娠率が低下しないＩＶＦ－ＥＴが後ろに控えていれば安心してステップアップできます。ＡＩＨを挟めば保険診療のクロミフェン療法からのコストの急激な上昇感を薄める事が出来ます。以上の経緯から「タイミング・ステップアップ療法」は経済的観点から「タイミング・コストアップ療法」に変貌したのです。

　通常、不妊症は挙児を企画して2年以上妊娠が成立しないカップルです。このため、無月経、性交不能がなければ2年は意識せずに自然に生活するのが妊娠率が高くコストもかからないのですが、女性の高学歴化、高就労化、晩婚化などの時代背景もあって2年待てないのです。現代人は自己中心的な考えで結論を急ぐ〝せっかちワガママ〟性格者が多くなっています（假野、2014）[95]。

　このため、妊娠を企画した翌月に不妊専門施設を受診する新婚カップルが少なくありません。この現代的状況も、「タイミング・ステップアップ療法」を後押ししてが抵抗なく受け入れられる背景になりました。また、バブル時代の後遺症である「金さえ出せば何とかなる」、「価格が高いものはよいものである」との発想も高額治療への抵抗感を減じました。生殖専門医はＩＶＦ－ＥＴのイメージアップにも努力した有能な営業マンです。ＩＶＦ－ＥＴ児は当初は「試験管ベイビー」と呼ばれましたが、この名称はマイナスイメージが強いのでＡＲＴという言葉を考案してＡＩＨ、コンベンショナルＩＶＦ－ＥＴ、ＩＣＳ

◆結論：適応を無視した体外受精は有害である。

Ⅰ、胚凍結の一連の生殖技術を統括しました。

ＡＲＴは「生殖補助技術：Assisted Reproductive Technology」の英略語ですが、ＡＲＴには「技術」と「芸術」の意味があります（広辞苑）。少子高齢問題が注目されていたので、常日頃、医学分野には厳しい姿勢のマスメディアも好意的かつセンセーショナルに報道してくれました。

このような時代的な背景の押し上げと経営努力によって「タイミング・コストアップ療法」は現代に受け入れられました。ただし、ＡＲＴの収益率向上のための生殖専門医の営業展開には諸問題が指摘されています。最近では成功報酬方式が問題になっています。誰もが同じ方式で診療を受けられれば自由診療ですから何ら問題にはなりませんが、伝え聞いた話ですが、あるクリニックは患者を選別しているというのです。通常、ＩＶＦ－ＥＴで妊娠するのは1周期目か2周期目です。自然妊娠が可能（女性が若く、夫の造精能力が正常）なカップルに対して2回を条件に成功報酬方式を行っているというのです。通常の3倍の成功報酬を設定すれば2回目で妊娠すれば1回分儲かります。この際、卵管機能は問わないようです。多くは正常と推測されます。驚くべき事にＡＲＴ専門施設でレントゲン装置がないところがあります。自院で子宮卵管造影ができないのです。卵管不妊症を軽視している左証です。いずれにしても、卵管が正常であれば、このようなカップルは2年以内に90％の確率で自然妊娠するはずです。自然妊娠が可能なカップルに体外受精を行えば適応を重視した体外受精より妊娠率が高まるのは当たり前です。

　高コストでも早く安全に生児獲得ができるなら大きな問題にはなりませんが、ＡＩＨ以外のＡＲＴは母体と出生児に大きなリスクがあります。母体には卵巣過剰刺激症候群、採卵による出血・感染・卵巣癌、妊娠した場合は多胎、流産、早産、子宮外妊娠などが、出生児には奇形、染色体異常、インプリンティング異常、発生異常、発達障害（精神疾患も含む）、染色体異常疾患の世代間連鎖など枚挙に暇ありません。

　生殖専門医はそれらのＡＲＴリスクを意図的に隠蔽、過小評価しています。原理的に考えて、本文でも指摘した採卵、培養液、培養温度、卵子・胚の操作、光の曝露の反自然的要因から自然妊娠とリスクが同じなわけがありません。ＩＣＳＩでは写真（写真３）のように卵子は圧迫で変形し、精子を注入するための針が深く挿入されています。注入される精子も自然の厳しい競争に競り勝った精子ではなく人間が選んだ精子です。このようなストレスを受けた卵子が出生児リスクの原因になるのはあたり前です。卵管や子宮で自然の摂理によって厳重に保護される自然妊娠と同じ訳がありません。

◆結論：適応を無視した体外受精は有害である。

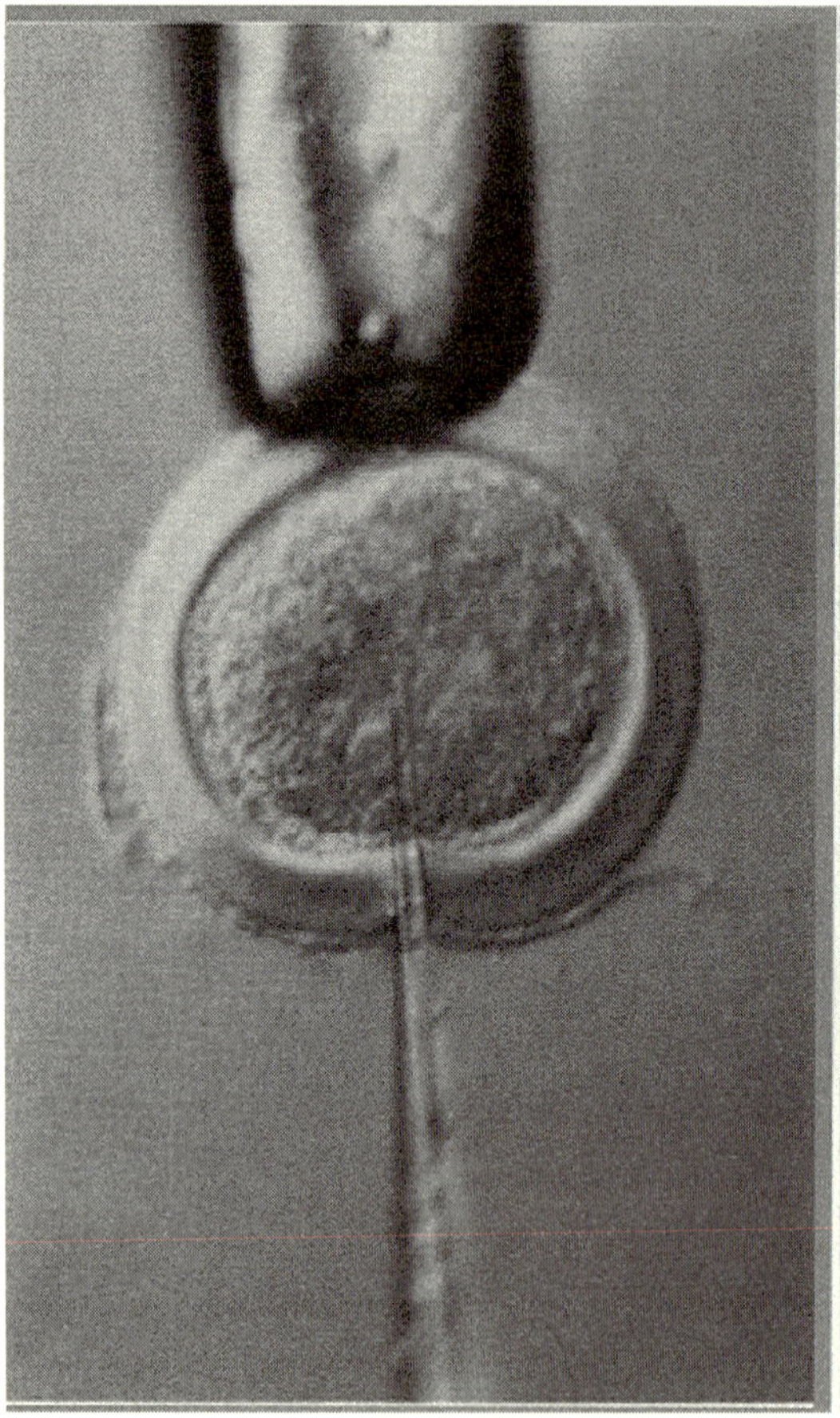

写真3　細胞質内精子注入法(ICSI)

◆結論：適応を無視した体外受精は有害である。

今後は母体へのリスクは産婦人科医が工夫を重ねてリスクは低くなるでしょうが、発表されている出生児リスクは生殖専門医は不都合な事案は隠している可能性が高いので「自然妊娠と比較して同じかやや低率である」との公式見解は実状を反映しているとは思えません。私は生殖医療業界に長くいましたので医師や患者から信頼できる情報提供を受けてきましたが、当該医療施設の学会、論文報告で情報提供された事象、事案は聞いたことも読んだこともありません。おそらく学会のアンケートにも報告していないでしょう。今後、小児科医、精神科医によって真相が明らかにされると思います。

そろそろ、結論を出す時間になりました。

私は原因不明不妊症と診断された多くのＩＶＦ－ＥＴ受療者が休止周期に妊娠が成立した多数の症例を経験しました。代表的な症例として劇的2例を本書で症例報告しました。以上の事実は適応ではない症例に対するＩＶＦ－ＥＴの妊娠率は自然妊娠に劣る事を証明しています。

したがって、妊娠率の観点からもＩＶＦ－ＥＴは卵管不妊症と男性不妊症以外に行うべきではありません。また母体と出生児のリスクも自然妊娠（非ＩＶＦ－ＥＴ妊娠）より格段に高くなります。適応に従わないＩＶＦ－ＥＴは母体と出生児に有害です。また、患者

表５　IVF-ET、ICSIの母体、胎児リスク

リスク	発症率（%）	自然妊娠に対する倍率	文献番号
入院が必要な卵巣過剰刺激症候群	23.1	28.9	18）
膣壁出血	8.6	-----	24）
腹腔内出血	0.08	-----	25）
双胎率	19	17.3	32）
品胎率	0.9	70.9	32）
一卵性双胎（MD双胎率）	5.0（75%）	14.3	46），47）
流産	25%	1.67	41）
早産	28.2	5.6	41）
子宮外妊娠	5	5	87）
子宮内外同時妊娠	1	333	
奇形	4.7	4.3	38）
染色体異常	9.8	16.3	41），45）
インプリンティング異常（ベックウイズ・ヴィーデマン症候群、アンジェルマン症候群）	------	7.2	55）
網膜芽細胞腫	1	333	31）

さんの経済的な負担も大変です。私はかつては不妊症専門医でした。誰が妊娠しても嬉しかったですが、一番嬉しかったのは漢方薬だけで妊娠した卵巣機能不全不妊症の患者さんでした。その理由は私が漢方医だったからではありません。できるだけ自然に逆らわないで妊娠が成立したことが私の誇りだったからです。もちろん、私も卵管不妊症や男性不妊症にはＡＲＴを行いました。

本書で問題にしたかったのは適応です。適応を考えずに「体外受精の適応は〝不妊症〟である」と言い放つ医師は仮に優秀であったとしても経済的な収益に目がくらんだ、もはや医学という自然科学に従う医師ではありません。論文に発表されたＡＲＴによる母体、胎児のリスクを表5にまとめました。

「余は王であるから、一般人民より早く幾何学を習得できる学習法を教えてくれないか？」と問う国王に対して古代ギリシャ時代の数学者ユークリッドは答えました。「幾何学に王道はありません。基礎から勉強してください」。不妊症も同じです。「すべての不妊症の適応になる唯一で究極の不妊治療は存在しない」のです。適応に頑なに従った基礎から始まる治療が安全で安価に最も早く妊娠する方法です。挙児を希望している読者のみなさんに一日も早く安全性が高くコストが低い治療法で赤ちゃんが抱ける日が来ることを祈念しながら本書の筆を置きます。

２０１４年10月吉日

假野隆司

【参考文献】

(1) Huhner M. The value of the spermatozoa test in sterility, Urogic and Cuntaneous Review, pp587-595, St Louis, 1914

(2) The international Committee for Monitoring Assisted Reproductive Technology (ICMART) and the World Health Organization (WHO) Revised Glossary on Art Terminology, 2009

(3) Shally AV, et al. Hypothalamic follicle-stimulating hormone (FSH) and luteinizing hormone (LH)-releasing hormone; structure, physiology and clinical studies. Fertil Steril 22: 703-21, 1971

(4) Karten MJ, et al. Gonadotropin-releasing hormone analogue design. Structure-function studies toward and the development of agonists and antagonists: Rational and Perspective. Endocr Rev 7: 44-46, 1986

(5) Coy DH, et al. Analogs of luteinizing-hormone releasing hormone with

increased biological activity produced by D-amino acid substitutions in position 6. J Med Chem 19: 423-425, 1976

(6) Fujino M, et al. [DesGlyNH$_2^{10}$, Pro-ethylamide^9] LHRH. A highly potent analog of luteinizing hormone releasing hormone. Arch Biochem Biophys 154: 488-489, 1973

(7) 薬効・薬価リスト平成25年度版．社会保険研究所．東京，2013

(8) Dovroey P, et al. Successful in vitro fertilization and embryo transfer after treatment with recombinant human FSH. Lancet 339: 1170-1171, 1992

(9) Daya S and Gunby J. Recombinant versus urinary follicle stimulating hormone for ovarian stimulation in assisted reproductive cycles. Cochrane Database Syst Rev 2: CD 002810, 2005

(10) 高見澤聡，ほか．反復生殖補助医療（ART）症例に対するrecombinant FSH（rFSH）製剤の使用経験．日受精着床誌 24: 62-66, 2007

(11) Coeling Bennink HJ, et al. Recombinant follicle-stimulating hormone（FSH; Puregon）is more efficient than urinary FSH（Metrodin）in women with

clomiphene citrate-resistant, normogonadotropic, chronic anovulation: a prospective, multicenter, assessor-blind, randomized, clinicaltreial. European Puregon collaborative anovulation study group. Fertil Steril 69: 19-25, 1998

(12) Sills ES, et al. A prospective, randomized comparison of ovulation induction using highly purified follicle-stimulating hormone alone and with recombinant human luteinizing hormone in vitro fertilization. Hum Reprod 14: 2230-2235, 1999

(13) European recombinant LH study group, Human recombinant lutenizing hormone is as effective as, but safer than, urinary chorionic gonadotropin is inducing final follicular maturation and ovulation in in vitro fertilization procedure; result of a multicenter double-blind study. J Clin Endocrinol Metab 86: 2607-2618, 2001

(14) Cassidenti DL, et al. The synergistic effects of clomiphene citrate and human menopausal gonadotropin in the folliculogenesis of stimulated cycle as assessed by the gonadotropin-releasing hormone antagonist Nal-Glu. Hum Reprod 7:

344-348, 1992
(15) Al-Inany HG, et al. Gonadotropin-releasing hormone antagonists for assisted conception. Cochrane Database Syst Rev. CD001750. Review, 2006; Jul 19; 3
(16) Franco JG Jr. GnRH agonist versus GnRH antagonist in poor ovarian poor responders: a meta analysis. Reprod BioMed Online 13: 618-624, 2006
(17) 柴原浩章．3生殖補助技術　外来管理法：エビデンスを目指す不妊・不育実践ハンドブック．柴原浩章編著．pp150-160. 中外医学社．東京，2009
(18) 平野由紀、ほか．2種類のATRプロトコールによる妊娠率・副作用の比較．産婦実際 52: 1339-1344, 2003
(19) 柴原浩章、ほか．月経異常と排卵誘発―OHSS―発症予防と治療法．産婦実際 48: 1617-1622, 1999
(20) Sher G, et al. "Prolonged coasting": an effective method for preventing severe ovarian hyperstimulation syndrome in patients undergoing in-vitro fertilization. Hum Reprod 10:3107-3109, 1995
(21) 田村美貴．経腟的採卵時の静脈麻酔薬プロポフォールは卵胞液中にいつ、どれだけ

移行するか．第50回日本不妊学会・学術講演会　2005．一般演題ポスター　P-262
（22）Wsterstone JJ and Persons JH. A prospective study to investigate the value of flushing follicles during trans-vaginal ultrasound-directed follicle aspiration. Fertil Steril 57: 221-223, 1992
（23）Kingsland CR, et al. Is follicular flushing necessary for oocyte retrieval? A randomized trial. Hum Reprod 6: 382-383, 1991
（24）高見澤聡：採卵と胚移植：エビデンスを目指す不妊・不育実践ハンドブック．柴原浩章編著．pp161-167．中外医学社，東京，2009
（25）Bennett SJ, et al. Complication of trnsvaginal ultrasound-directed follicle aspiration: a review of 2670 consecutive procedures. J Assist Reprod Genet 10: 72-77, 1993
（26）Dicker D, et al. Severe abdominal complications after transvaginal ultrasonographically guided retrieval of oocytes for in vitro fertilization and embryo transfer. Fertil Steril 59: 1313-1315, 1993
（27）和田智明，ほか．ＡＲＴの採卵において培養液が原因と考えられるアナフィラキシー・

ショックを生じた一例．日不妊会誌 44: 207, 1999
(28) Lesny P, et al. Junctional zone contraction and embryo transfer: is it safe to use a tanaculum? Hum Reprod 14: 2367-2370, 1999
(29) Fanchin R, et al. Uterine contraction at the time of embryo transfer after pregnancy rates after in-vitro fertilization. Hum Reprod 13: 1968-1974, 1998
(30) Botta G and Grundzinskas G. Is a prolonged bed rest following embryo transfer useful? Hum Reprod 12: 2489-2492, 1997
(31) Ma S, et al. Frequency of chromosomal abnormalities in spontaneous abortioned derived from intracytoplasmic sperm injection compared with those from in vitro fertilization. Fertil Steril 85: 236-239, 2006
(32) 吉村泰典．生殖医療の問題点：生殖医療の未来学．pp26-28. 診断と治療社．東京，2010
(33) 齋藤英和，ほか．ＡＲＴによる妊娠の増加とリスク評価．産婦実際 58: 1913-1917, 2009
(34) Johan F, et al.（2009 SPECIAL SECTION: Gene for Healthy Meeting），“On the

History of Hellin's Law", Twin Res Hum Genet 12: 183-190, 2009

（35）The Practice of the Society for Assisted Reproductive Technology and the Practice Committee of the American Society for Reproductive Medicine: Guidelines for the number of embryos transferred. Fertil Steril 86 (Supple 1): S5-52, 2006

（36）Gordts S, et al. Belgian legislation and effect of elective single embryo transfer on IVF-ET outcome. Reprod Biomed Online 10: 436-441, 2005

（37）Veleva Z, et al. Elective single embryo transfer in women aged 36-39 years. Hum Reprod 21: 2098-2102, 2006

（38）日本生殖医学会（編）：多胎妊娠防止のための移植胚数ガイドライン・生殖医療ガイドライン2007、金原出版：pp326, 2007

（39）石原理：生殖・内分泌委員会報告：移植胚数の現状と移植胚数制限受容に関する調査：日産婦誌 60: 227-231, 2008

（40）Westergaad HB, et al. Danish National In-Vitro Fertilization Registry 1994 and 1995: a controlled study of birth, malformations and cytogenetic findings. Hum

Reprod 14: 1896-1902, 1999

(41) Hansen M, et al. The risk of major birth defects after intracytoprasmic sperm injection and invitro fertilization. N Engl J Med 346: 725-730, 2002

(42) Hurst T, et al. Assisted concetion Australia and New Zealand 1999 and 2000 AIHW Report, 62, 2002

(43) 吉村泰典．生殖医療の問題点：生殖医療の未来学．pp31-32. 診断と治療社．東京，2010

(44) Bonduelle M, et al. Neonatal data on a cohort of 2889 infants born after ICSI (1991-1999) and of 2995 infants born after IVF (1983-1999). Hum Reprod 17: 671-694, 2002

(45) Samli H, et al. Fetal chromosomal analysis of pregnancies following intracytoplasmic sperm injection with amiotic tissue culture. Prenat Diagn 23: 847-850, 2003

(46) Van Assche E, et al. Cytogenetics of infertile men. Hum Repord 4 (Suppl): 1-26, 1996

(47) 矢田ゆかり．小児科医から不妊治療現場への提言：エビデンスを目指す不妊・不育外来実践ハンドブック．編著　柴原浩章．中外医学社．東京，2009

(48) Schachter M, et al. Monozygotic twinning after assisted reproductive techniques: a phenomenon independent of micromanipulation. Hum Reprod 16: 1264-1269, 2001

(49) Redline RW. Nonidentical twins with a single placenta-disproving dogma in perinatal pathology. N Engl J Med 349: 111-114, 2003

(50) Schieve LA, et al. Does assisted hatching pose a risk for monozygotgic twinning in pregnancies conceived through in-vitro fertilization? Fertile Steril 74: 288-294, 2000

(51) Milki AA, et al. Incidence of monozygotic twinning with blastocyst transfer compared to cleavage-stage transfer. Fertil Steril 79: 503-506, 2003

(52) Miura K, et al. Do monochromic dizygotic twins increase after pregnancy by assisted reproductive technology? J Hum Genet 50: 1-6, 2005

(53) Strain L, et al. A true hermaphrodite chimera resulting from embryo

amalgamation after in vitro fertilization. N Engl J Med 338: 166-169, 1998

(54) Maher ER, et al. Beckwith-Wiedermann syndrome and assisted reproductive technology (ART). J Med Genet 40] 62-64, 2003

(55) Young LE, et al. Epigenetic change in IGF2R is associated with fetal overgrowth after sheep embryo culture. Nat Genet 27: 153-154, 2001

(56) Orstavik KH, et al. Another case of imprinting defect in a girl with Angelman syndrome who was conceived by intracytoplasmic sperm injection Am J Hum Genet 72: 218-219, 2003

(57) Moll AC, et al. Incidence of retinoblastoma in children born after in-vitro fertilization. Lancet 361: 309-310, 2003

(58) Harari O, et al. High fertilization rate with intracytoplasmic sperm injection in mosaic Klienfelter, s syndrome. Fertil Steril 63: 182-184,1995

(59) Frieder S, et al. Outcome of ICSI using fresh and cryopreserved-thawed teticular spermatozoa in patients with non-mosaic Klienfelter's syndrome. Hum Reprod 16: 2616-2620, 2001

(60) Vogt PH, et al. Human Y chromosome azooapermia factors (AZF) mapped to different subregions in Yq11. Hum Mol Genet 5: 933-943, 1996

(61) Cram DS, et al. Y chromosome analysis of infertile men and their sons conceived through intracytoplasmic sperm injection: vertical transmission of deletion and rarity of de novo deletions. Fertil Steril 74: 909-915, 2000

(62) Dode C, et al. Loss-of-function mutations in FGFR1 cause autosomal dominant Kallmann syndrome. Nat Genet 33: 463-465, 2003

(63) Kano T, et al. Sex differences of abortuses and neonates in women with alloimmune recurrent abortions. Reprod BioMed Online 9: 306-311, 2004

(64) 假野隆司．インターネット版よくわかる不妊症と不育症の検査と治療．医療法人假野クリニック．大阪，2009

(65) Takakuwa K, et al. Treatment for patients with recurrent abortion with positive antiphospholipid antibodies using a traditional Chinese herbal medicine. J Perinat Med 24: 489-494, 1996

(66) Kano T, et al. Effect of traditional herbal-therapy on the infertile patients

diagnosed by “Zheng” who had not became pregnant following application of contra indicated step up therapy. J Trad Med 21: 166-169, 2004
(67) 山岡康利、ほか・白朮（Atractylodes rhizome）と蒼朮（Atractylodes lancearhizome）の小腸上皮間リンパ球に対する作用の特徴に関する研究．医学生物 152: 277-285, 2008
(68) Kano T, et al. Difference in Individual Efficacy of Two Sairei-to Preparations (Sojyutu-Sairei-to and Byakujyutu-Sairei-to) on Recurrent Spontaneous Abortions of Autoimmune Etiologies Evaluated by Antinuclear Antibody and Anticardiolipin Antibody Titers. Am J Chin Med 38: 1-10, 2010
(69) 假野隆司．漢方エキス製剤はメーカー使い分けが必要—不妊症、不育症、更年期障害を中心に—．医療法人假野クリニック．大阪，2010
(70) Fujii T et al. Theoretical basis for herbal medicines, Tokishakuyaku-San and Sairei-To, in the treatment of autoimmunity-related recurrent abortion by T helper-1/helper-2 balance. Am J Reprod Immunol 44: 342-346, 2000
(71) Janeway CA, et al. Specialized MHC class I molecutes act as ligand for

activation and inhibition of NK cell. "Immunology. The immune system in health and diseases. 5th edition" Grand Publishing Inc, New York. Part2; 5-11, 2001

(72) Aoki K. HLA-DR compatibility on couples with recurrent spontaneous abortions. Acta Obstet Gynaecol Jpn 34: 1773-1780, 1982

(73) Takakuwa K, et al. Production of blocking antibodies by vaccination with husband's lymphocytes unexplained recurrent aborters: The role insuccessful pregnancy. Am J Peprod Immunol Microbiol 10: 1-9, 1986

(74) Aoki K, et al. Preconceptal natural-killer-cell activity as a predictor of miscarriage. Lancet 345: 1340-1342, 1995

(75) 假野隆司：不育症：西洋医学と漢方医学の等質的両眼視で考察した婦人科諸疾患の診断と治療：pp26-46．假野隆司．大阪，2011

(76) Taylor CW and Faulk P. Prevention of recurrent abortion with leucocyte transfusion. Lancet 2: 68-70, 1981

(77) Mowbray JF, et al. Controlled trial of treatment of recurrent spontaneous

abortion by immunostimulation with paternal cell. Lancet i: 941-943, 1985

(78) The recurrent miscarriage immunotherapytrialists group. World wide collanorative observational analysis on allogenic leucocyte immunotherapy for recurrent spontaneous abortion. Am J Reprod Immunol 32: 55-72, 1994

(79) Ober C, et al. Mononuclear-cell immunization in prevention of recurrent miscarriages: a randomized trial. Lancet 354: 365-369, 1999

(80) Kano T, et al. Immuno-stimulation with paternal lymphocytes save female fetuses from recurrent abortion.Jap J Fertil Steril45: 113-118, 2000

(81) Kano T, et al. Human leukocyte antigen may predict outcome of primary recurrent spontaneous abortion treated with paternal lymphocyte alloimmunization therapy. Am J Reprod Immunol 58: 383-387, 2007

(82) The German RSA/IVIG group. Intravenous immunoglobulin in the prevention of recurrent miscarriage. Br J Obstet Gynaecol 101: 1072-1077

(83) Kwak JY, et al. Elevated peripheral blood natural killer cells are effectively downregulated by immunoglobulin G in women with recurrent spontaneous

abortion. Am J Reprod Immunol 35: 363-369, 1996
（84） Kano T, et al. Sairei-to therapy on alloimmune recurrent spontaneous abortions and alloimmune-, autoimmune complicated recurrent spontaneous abortions. Am J Chi Med 34: 705-712, 2010
（85） 假野隆司：八綱、気・血・水弁証法：西洋医学と漢方医学の等質的両眼視で考察した婦人科諸疾患の診断と治療．pp97-106. 假野隆司，大阪，2011
（86） Pokkieus P and Tiitinen A. Dose single embryo transfer improve the obstetric and neonatal outcome of singleton pregnancy? Acta Obstetricia et Gynecologia Scandinavica 87: 882-892, 2008
（87） 生殖・内分泌委員会：平成14年度生殖医学登録（第14報）．日産婦誌 56: 822-840, 2004
（88） 生殖・内分泌委員会：平成15年度生殖医学登録（第15報）．日産婦誌 57: 147-174, 2005
（89） Wenstrome KD, et al. Increased risk of monchorionic twining associated with assisted reproduction. Fertil Steril 60: 510-514, 1993

(90) Society for Assisted Reproductive Technology and American Society for Reproductive Medicine: Assisted Reproductive Technology in the United States: 2000 results generated from the American Society for Reproductive Medicine/Society for Assisted Reproductive Technology Registry. Fertil Steril 81: 1207-1220, 2004

(91) Pope CS, et al. Influence of embryo transfer depth on in-vitro fertilization and embryo transfer outcome. Fertil Steril 81: 1207-1220

(92) 市川智彦、ほか：平成9年分（1月1日〜12月31日）実施の生殖補助医療における出生児の生後発育に関する調査報告：日受精着床誌 23: 1-18, 2006

(93) Leslie GI, et al. Children conceived using ICSI do not have an increased risk of delayed mental development 15 5 years of age. Hum Reprod 8: 2067-2073, 2003

(94) Bowen JR, et al. Medical and developmental outcome at age 1 year for children conceived by intracytoplasmic sperm injection. Lancet 351: 1529-1534, 1998

(95) Tanimura M, et al. Child abuse of one of a pair of twins in Japan. Lancet 336: 1298-1299, 1990

(96) Hvdtjorn D, et al. Cerebral palsy among children born after in vitro fertilization: the role of preterm delivery? A population-based, cohort study. Pediatrics 118: 475-482, 2008
(97) 假野隆司：新型うつ病は存在しない：栄光出版社：東京，2014
(98) 假野隆司、ほか：短期の随証漢方単独療法で生児を獲得した体外受精で優良卵子枯渇と診断されたに症例の考察：日東洋医会誌 58: 853-859, 2007
(99) Veeck LL, et al. Maturation and fertilization of morphologically immature human oocytes in a program of in vitro fertilization. Fertil Steril 39: 594-602, 1983
(100) 假野隆司、清水正彦：出生例から考察した卵巣機能不全不妊症に対する加味逍遥散の蒼朮製剤と白朮製剤の個体的効能差：新薬と臨床 57: 384-388, 2008

体外受精は究極の不妊症治療ではない

平成二十六年十一月一日　第一刷発行

著　者　假《か》野《の》隆《たか》司《し》

発行者　石　澤　三　郎

発行所　株式会社　栄光出版社

〒140-0002 東京都品川区東品川1の37の5

電　話　03(3471)1235

FAX　03(3471)1237

検印省略

印刷・製本　モリモト印刷㈱

乱丁・落丁はお取り替えいたします。

ISBN 978-4-7541-0145-9